1+X 职业技术·职业资格培训教材

中药（五级）第2版 调剂员

U0310981

主　编　许锦柏

副主编　吴正风　程声华

编　者（排名不分先后，按姓氏笔画排列）

　　　　孙蓉蓉　吴正风　陈伟德　程声华　傅立峰

主　审　毛平

中国劳动社会保障出版社

图书在版编目(CIP)数据

中药调剂员：五级/人力资源和社会保障部教材办公室等组织编写. —2 版. —北京：中国劳动社会保障出版社，2014

1＋X 职业技术·职业资格培训教材

ISBN 978-7-5167-1481-2

Ⅰ.①中… Ⅱ.①人… Ⅲ.①中药制剂学-技术培训-教材 Ⅳ.①R283

中国版本图书馆 CIP 数据核字(2014)第 273584 号

中国劳动社会保障出版社出版发行

(北京市惠新东街 1 号 邮政编码：100029)

*

三河市华骏印务包装有限公司印刷装订 新华书店经销

787 毫米×1092 毫米 16 开本 17.25 印张 319 千字

2014 年 11 月第 2 版 2014 年 11 月第 1 次印刷

定价：39.00 元

读者服务部电话：(010) 64929211/64921644/84643933

发行部电话：(010) 64961894

出版社网址：http://www.class.com.cn

内 容 简 介

　　本教材由人力资源和社会保障部教材办公室、中国就业培训技术指导中心上海分中心、上海市职业技能鉴定中心依据上海1＋X中药调剂员（五级）职业技能鉴定细目组织编写。教材从强化培养操作技能，掌握实用技术的角度出发，较好地体现了当前最新的实用知识与操作技术，对于提高从业人员基本素质，掌握中药调剂核心知识与技能有直接的帮助和指导作用。

　　本教材在编写中根据本职业的工作特点，以能力培养为根本出发点，采用模块化的编写方式。全书共分为10章，内容包括：职业道德、中医基础知识、中药基础知识、安全知识、环境保护、中药零售企业的药政管理、中药饮片检识、中药饮片调剂技术、中药煎煮、中成药调剂。全书后附有理论知识考试模拟试卷及答案、技能考核模拟试卷。

　　本教材可作为中药调剂员（五级）职业技能培训与鉴定考核教材，也可供全国中、高等职业技术院校相关专业师生参考使用，以及本职业从业人员培训使用。

改 版 说 明

《1＋X 职业技术·职业资格培训教材——中药调剂员（初级）》自 2006 年出版以来，受到广大学员和从业者的欢迎，在中药调剂员职业技能培训和资格鉴定考试过程中发挥了巨大作用。近几年来，由于《中华人民共和国药典》《中药调剂员国家职业标准》，以及《上海市中药饮片炮制规范》都进行了修订，特别是近年来中药零售药店的快速发展，对中药调剂员和营业人员提出了新的要求和工作标准。为此，2013 年人力资源和社会保障部教材办公室与上海市职业技能鉴定中心联合组织相关专家对教材进行了改版工作，使之更好地适应社会的发展和行业的需求，更好地为从业人员和广大读者服务。

第 2 版教材在形式、结构和内容上相对于初版教材有了许多变化，其中，上篇为基本知识部分，比较系统地介绍了中医学的基本理论，增补了安全、消防、安全用电、环境保护、用药安全以及新版 GSP 内容，使知识面更加丰富和完善。操作技能部分则增加了中药包扎、煎药等实训操作内容，按照明确的操作步骤并配图片的方式，方便读者看懂，突出了实用性的特点。教材改版中对章节及内容进行了调整，删除了与《中药调剂员（四级）第 2 版》《中药调剂员（三级）第 2 版》重复的内容，使教材更精练。且在编写形式上采用任务引领型，每一章都提炼了学习目标，让学员通过章节学习，明确自己应达到什么要求，使学员的学习目的更清晰，每章后增加了复习思考题，从而使学员能系统地掌握知识和技能。

教材中若存在不足和疏忽，欢迎读者、专家及业内同仁批评指正。

前　言

职业培训制度的积极推进，尤其是职业资格证书制度的推行，为广大劳动者系统地学习相关职业的知识和技能，提高就业能力、工作能力和职业转换能力提供了可能，同时也为企业选择适应生产需要的合格劳动者提供了依据。

随着我国科学技术的飞速发展和产业结构的不断调整，各种新兴职业应运而生，传统职业中也越来越多、越来越快地融进了各种新知识、新技术和新工艺。因此，加快培养合格的、适应现代化建设要求的高技能人才就显得尤为迫切。近年来，上海市在加快高技能人才建设方面进行了有益的探索，积累了丰富而宝贵的经验。为优化人力资源结构，加快高技能人才队伍建设，上海市人力资源和社会保障局在提升职业标准、完善技能鉴定方面做了积极的探索和尝试，推出了1＋X培训与鉴定模式。1＋X中的1代表国家职业标准，X是为适应经济发展的需要，对职业的部分知识和技能要求进行的扩充和更新。随着经济发展和技术进步，X将不断被赋予新的内涵，不断得到深化和提升。

上海市1＋X培训与鉴定模式，得到了国家人力资源和社会保障部的支持和肯定。为配合上海市开展的1＋X培训与鉴定的需要，人力资源和社会保障部教材办公室、中国就业培训技术指导中心上海分中心、上海市职业技能鉴定中心联合组织有关方面的专家、技术人员共同编写了职业技术·职业资格培训系列教材。

职业技术·职业资格培训教材严格按照1＋X鉴定考核细目进行编写，教材内容充分反映了当前从事职业活动所需要的核心知识与技能，较好地体现了适用性、先进性与前瞻性。聘请编写1＋X鉴定考核细目的专家，以及相关行业的专家参与教材的编审工作，保证了教材内容的科学性及与鉴定考核细目以及题库的紧密衔接。

职业技术·职业资格培训教材突出了适应职业技能培训的特色，使读者通过学习与培训，不仅有助于通过鉴定考核，而且能够有针对性地进行系统学习，真正掌握本职业的核心技术与操作技能，从而实现从懂得了什么到会做什么的飞跃。

职业技术·职业资格培训教材立足于国家职业标准，也可为全国其他省市开展新职业、新技术职业培训和鉴定考核，以及高技能人才培养提供借鉴或参考。

新教材的编写是一项探索性工作，由于时间紧迫，不足之处在所难免，欢迎各使用单位及个人对教材提出宝贵意见和建议，以便教材修订时补充更正。

人力资源和社会保障部教材办公室
中国就业培训技术指导中心上海分中心
上 海 市 职 业 技 能 鉴 定 中 心

目　录

上篇　中药调剂员基本知识要求

下篇　中药调剂员工作要求

第7章　中药饮片检识

上篇　中药调剂员基本知识要求

第 1 章

职业道德

第1节　中药行业的职业道德

 学习目标

➤熟悉中药行业职业道德原则以及中药行业职业道德规范

 知识要求

一、中药行业职业道德的原则

中药行业是特殊的职业领域，在职业道德建设中，要坚持人道主义、产品质量第一、全心全意为人民健康服务的基本原则。

1. 人道主义原则

中药行业职业道德以人道主义为基本原则，是对中药行业职工提出的最起码的职业道德要求。

2. 产品质量第一原则

坚持"药品质量第一"是中药行业职业道德的一个基本原则。

3. 全心全意为人民健康服务的原则

全心全意为人民健康服务，既是一般职业道德的基本原则，也是中药行业职业道德的基本原则，但中药行业有其自身的特殊性，因此，为人民服务具有涵盖医药业特点的具体内容。

二、中药行业职业道德规范

1. 忠于职守，钻研业务，质量第一，遵章守纪，严格管理。
2. 诚实无欺，对人民的生命和健康负责。
3. 礼貌待客，周到服务，严格执法，问病卖药。

第2节 中药行业的诚信服务

 学习目标

➤ 了解中药行业诚信服务内容

 知识要求

一、中药行业的行规公约

1. 行业规约

根据药品的特殊性和药品法规，中药行业的行业规约见表1—1。

表 1—1 行业规约

行业规约	具体实施
药品是保障人民生命健康的特殊商品	中药企业在生产经营活动中，必须严格遵守《药品管理法》和国家有关药品管理的各项法律法规，做到依法生产、合法经营，自觉维护行业和企业的良好形象
积极实施药品 GMP 和 GSP 规范	药品生产经营企业要积极实施药品 GMP 和 GSP 规范，坚持质量第一，严格遵守生产工艺、技术、质量标准和操作规程，严格执行药品经营质量管理标准和行业规范，保证药品安全有效
严格执行国家有关药品价格的管理规定	在药品生产经营活动中，企业应严格执行国家有关药品价格的管理规定，坚持公平、公正、合法的经营原则，禁止不正当竞争行为，不得任意涨价、抬价、压价或混级提价，不得采用违法促销手段坑害消费者
备齐品种，保证供应，坚持便民服务，做好药学服务工作	药品零售企业在经营活动中，应按照《药品零售企业药品经营必备目录》备齐品种，保证供应；坚持便民服务，做好药学服务工作，按照有关规定和行业标准做好小料加工、应付炙炒、称准分匀等工作。医保定点药店在经营中应严格遵守有关规定，自觉抵制擅自超越医保药品报销范围等行为

在药品生产经营活动中，企业应严格遵守药政法规和工商法规，不得擅自扩大经营范围和改变经营方式，无批发经营资格的单位不得从事批发和变相批发业务，不做与产品实效不相符的虚假广告。在药品生产经营活动中，企业应自觉抵制索取回扣和行贿等违规行为。

2. 行业道德

（1）坚持诚信原则，严格行业自律。

（2）提倡文明生产、文明经商、优质服务。

（3）加强职工队伍职业道德教育。

（4）科学管理，加强基础管理。

（5）提倡行业团结、互助、自律、协调。

3. 诚信管理（见表1—2）

表1—2   中药行业行规公约的监督和诚信管理办法

管理办法	具体实施
建立行业"行风检查员"队伍	建立行业"行风检查员"队伍，对中药行业各药品企业的行规公约执行情况和诚信服务情况进行日常的、直接的、全面的检查和监督，及时反映行业存在的问题
设立专门机构负责开展行业自查、互查、抽查、调研等工作	由行业自律组织（协会）设立专门机构负责开展行业自查、互查、抽查、调研等工作，提出综合报告报协会常务理事会，对模范执行公约的企业，在行业内进行表彰奖励；对严重违反公约规定的企业，视情况予以批评教育，警告，行业内通报，向政府主管部门通报，公开曝光，对情节严重者可建议有关行政或司法机关依法惩处
积极推行行业服务规范	积极推行行业服务规范，开展行业评选先进活动和产品评优活动，提高行业信誉，努力创建"放心企业"和"规范企业"
接受顾客的直接批评和投诉	接受顾客的直接批评和投诉，企业应在营业店内悬挂服务公约，公布监督电话和设置顾客意见簿等。对顾客的批评和投诉意见要认真对待，详细记录，及时处理和解决

二、中药行业的诚信服务概述

诚信即诚实守信，是一种精神与原则，是在社会交往与社会经济活动中必须遵守的一种道德规范和行为准则，是一切信用形式的共同基础。在市场经济中，经济活动的主要方式是建立在诚信原则上的信用交易。

中药行业最根本的宗旨是为人民健康服务。中药行业服务质量中最突出的要求是真诚守信。

产品的质量和服务质量直接关系到企业的信誉，是企业的生命。

药品是一种特殊商品，为了保证质量，国家制定了一系列规范，从业者应严格遵守，按照每道工序的操作规程去做，不允许投机取巧，偷工减料，制假售假，坑害消费者。从业人员在职业活动中，只有诚实劳动、合法经营，才能维护消费者的利益，做到真诚守信。

药店从业人员对产品的质量宣传要合乎实际，产品广告不能随意夸大产品功效，力求做到诚、真、实。

第3节　中药零售企业的服务质量

 学习单元1　提高服务质量的途径

 学习目标

➤了解中药零售企业商品销售的基本要求

 知识要求

一、加强医药商业道德建设

中药零售企业从业人员必须掌握顾客的消费心理，提高销售技巧，从而提高药店的竞争力。

中药商业是特殊行业，中药商品是特殊商品。因此，加强中药商业道德建设，增强中药调剂员的职业道德意识，既是优质服务的基础，也是提高服务水平的重要途径。营业员只有恪守中药商业道德，才能具有为顾客服务的职业意识和职业责任感，才能自觉遵守柜台服务纪律，展现与时代发展相适应的精神风貌，完善职业行为。

二、加强企业文化建设

企业文化是经营文化、管理文化和服务文化的总称。对中药零售企业来说，三者都要与祖国中医药传统特色和现代商业普遍要求相结合，不断开拓创新，把服务道德、服务规范、服务风貌、服务理念，通过企业宗旨、企业精神、宣传口号、广告用语和店徽、橱窗、色彩、灯光等环境布置的形式体现出来，并渗透和融会到日常经营活动的各个环节中去，使传统与现代相匹配的中药零售企业的服务理念在所有职工中得到传播和强化，真正形成具有本企业特点的企业文化。

三、加强职业技能培训

加强职业技能培训，努力提高职工的业务水平，使其掌握现代经商的本领，是中药零售企业提高服务质量的基本途径。

中药零售企业的经营业务和服务工作要求较高，营业员要积极参加职业技能培训，按职业标准努力做到以下几个方面。

1. 熟悉并掌握中药商品的鉴别、检测知识和中医基础知识，中药方剂与中成药知识，中药调剂学知识和中药炮制（临方炮制）知识，具有中药的鉴别能力、调剂能力和用药指导能力。

2. 了解并熟悉药事法规及经营法规知识和业务技能，具有依法经营的能力。

3. 熟悉并掌握现代商业的经营、管理知识，具有中药商品的经营能力和企业班组的管理能力。

4. 中药零售企业商品销售的基本要求

（1）销售药品要严格遵守有关法律法规和制度，正确介绍药品的性能、用途、禁忌及注意事项。

（2）销售药品时，处方要经执业药师或具有药师以上（含药师和中药师）职称的人员审核后方可调配和销售。

（3）对处方所列药品不得擅自更改或代用。

（4）对有配伍禁忌或超剂量的处方，应当拒绝调配、销售，必要时需经原处方医生更正或重新签字方可调配和销售。

（5）审核、调配或销售人员应在处方上签字或盖章，处方按有关规定保存备查。

（6）药品拆零销售使用的工具、包装袋应清洁卫生，出售时应在药袋上写明药品名称、规格、用法、用量、有效期等内容。

（7）销售特殊管理的药品，应严格按照国家有关规定，凭盖有医疗单位公章的医生处方限量供应，销售及复核人员均应在处方上签字或盖章，处方保存两年。

（8）企业在零售场所内提供咨询服务，指导顾客安全、合理用药。

（9）企业应设置意见簿和公布监督电话，对顾客的批评或投诉要及时加以处理。

 学习单元2　中药零售企业调剂员服务知识

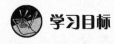 **学习目标**

➤了解中药零售企业销售服务礼仪

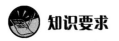 **知识要求**

一、中药零售企业销售服务礼仪

1. 仪容（见表1—3）

表1—3   仪容准备

仪容	具体表现
干净	勤洗澡、勤洗脸，脖颈、手都要干干净净，并经常注意去除眼角、口角及鼻孔的分泌物。要勤换衣服，消除身体异味，有狐臭要搽药品或及早治疗
整洁	整齐、洁净、清爽
卫生	讲究卫生是公民的义务，注意口腔卫生，早晚刷牙，饭后漱口，不能当着客人面嚼口香糖；指甲要常剪，头发按时理，不得蓬头垢面，体味熏人，这是每个人都应当自觉做好的
简约	仪容既要修饰，又忌讳标新立异、一鸣惊人，简练、朴素最好
端庄	仪容庄重大方，斯文雅气，不仅会给人以美感，而且易于使自己赢得他人的信任。相形之下，将仪容修饰得花里胡哨、轻浮怪诞，是得不偿失的

2. 仪表（见表1—4）

表1—4   仪表准备

仪表	具体表现
服饰美	服饰应为统一工装，平时做到勤换洗，保持整洁大方
修饰美	应随时保持外貌的整洁，头发、指甲应经常修理、保持清洁，发型应大方得体，不佩戴婚戒以外的其他饰物，女店员应化淡妆

3. 仪态（见表1—5）

表1—5   仪态准备

仪态	具体表现
举止美	应保持端庄的站姿，行走轻快，举止敏捷，不应做出扭腰、斜肩、叉腿等不雅动作

4. 文明用语（见表1—6）

表1—6 礼貌习惯用语

用语	具体要求
"五声"	顾客近柜有招呼声，挑选药品有介绍声，提出问题有解答声，收款找零有交代声，顾客离开有道别声
"十二字"	您、请、谢谢、对不起、没关系、再见
"五忌"	忌信口开河，忌生硬唐突，忌声音低轻，忌伤客自尊，忌以牙还牙
"五不讲"	粗话、脏话不讲，讽刺挖苦的话不讲，欺瞒哄骗的话不讲，催促埋怨的话不讲，误导顾客购药的话不讲

二、中药零售服务用语要求

接待顾客是中药零售企业经营活动的首要环节，是中药调剂员必须掌握的一门服务艺术。中药调剂员不仅要做到主动迎客和适时招呼顾客，还要为顾客提供满意服务，正确使用柜台礼貌用语。

注意礼貌用语，掌握柜台用语使用技巧，是中成药柜组营业员的基本功，也是其个人修养的外在表现和反映。

1. 柜台用语要求

柜台用语要求为准确周密、生动优美、谦逊亲切、简练明白。语言要文雅，语感要优美，有声有色，具体鲜明，既口语化，又形象化。在指导购药、用药的服务中，对药品功能主治的对症介绍要简单、确切。对犹豫不决的顾客，中药调剂员要善于用自己掌握的中医药知识，用生动的语言耐心指导顾客选购称心的药品，使其满意而归，留下美好的回忆。在指导购药、用药时，要实事求是，不虚夸宣传，让顾客产生诚信、可靠的感觉。

2. 提倡使用普通话

汉语普通话是我国各民族共同使用的国语。中药调剂员能用普通话接待顾客以方便各地顾客购药，已成为行业规范和店章店规的规定及评判药店业绩的一项重要标准。

三、中药零售的服务态度

1. 售前准备工作

提前到岗，做好上班前准备工作，准时开门营业。

2. 售中接待要求

（1）接待顾客要主动、热情、耐心、周到，面带微笑、态度诚恳、用语礼貌、站立服务；对浏览商品的顾客不要过分打扰。

（2）为顾客出样轻取轻放，顾客购买商品后按规定给予包装，包装牢固、美观，销售商品按规定开具发票。

（3）销售处方药要有符合规定的正规处方，并做好登记工作。

（4）在接待顾客时，遇到另外顾客近柜，应对其说"对不起，请稍等"。

（5）遇到商品缺货、脱销或不属供应范围，应耐心说明。

（6）用医保卡消费，对不符合范围、超定额购买的顾客，应耐心做好解释工作。

（7）在接待顾客过程中，如与顾客意见不一，应协商解决，不可争吵斗殴。

3. 售后服务要求

（1）认真接受消费者监督。

（2）对顾客提出的意见分析研究，提出整改方案。

（3）顾客要求反馈的，及时在规定时间内反馈。

复习思考题

1. 中药行业职业道德的原则包含哪些方面的内容？

2. 中药行业的行规公约包含哪些方面的内容？

3. 中药行业行规公约的监督和诚信管理办法有哪些？

4. 中药零售企业的营业员按职业标准应努力达到哪些要求？

5. 中药零售企业的营业员在中药零售中应有的服务态度是怎么样的？

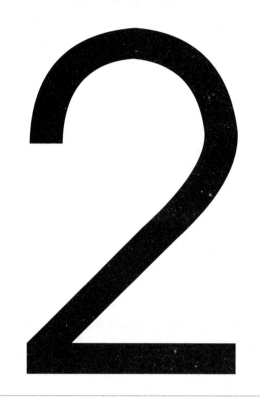

第 2 章

中医基础知识

第1节　中医学的基本特点和基本理论

 学习单元1　中医学的基本特点

 学习目标

➤了解病、证、症、征的区别

➤熟悉辨证论治的特点

➤掌握中医学的基本特点：整体观念和辨证论治

 知识要求

有着数千年历史的中国医药学，是中国人民长期同疾病做斗争积累起来的极为丰富的经验总结，是我国优秀文化的一个重要组成部分。在古代的唯物论和辩证法思想的影响和指导下，通过长期的医疗实践，逐步形成并发展成为独特的医学理论体系，为中国人民的保健事业和中华民族的繁衍昌盛做出了巨大的贡献。

一、整体观念

整体，就是统一性和完整性。中医学非常重视人体本身的统一性和完整性，以及人与自然界的密切关系。这种内外环境的统一性，机体自身整体性的思想，即称为整体观念。

1. 人体是有机的整体

人体是有若干脏器和组织、器官所组成的。各个脏器、组织或器官，都有着各自不同的功能，这些不同的功能又都是整体活动的一个组成部分，决定了机体的整体统一性。因而在生理上相互联系，以维持其生理活动上的协调平衡。在病理上则相互影响。

中医学在整体观念的指导下，认为人体正常生理活动一方面要靠各脏腑组织发挥自己的功能，另一方面又要靠脏腑间相辅相成的协同作用和相辅相成的制约作用，才能维持生理平衡。每个脏腑各自有不同的功能，又有整体活动下的分工合作，这是人体局部与整体的统一。

中医学不仅从整体来探索生命活动的规律，而且在分析病症的病理机制时，也首先着眼于整体，着眼于局部病变所引起的整体病理反应，把局部病理病化与整体病理反应统一起来，既重视局部病变和与之直接相关的脏腑、经络，又不忽视病变之脏腑、经络对其他脏腑、经络产生的影响。

人体的局部与整体也是辩证的统一。人体某一局部的病理变化，往往与全身脏腑、气血、阴阳的盛衰有关。由于各脏腑、组织、器官在生理、病理上的相互联系和影响，就决定了在诊治疾病时，可以通过五官、形体、色脉等外在变化，了解和判断内在病变，从而做出正确的诊断和治疗。

综上所述，中医学在阐述人体的生理功能、病理变化，以及对疾病的诊断、治疗时，都贯穿着"人体是有机的整体"这个基本观点。

2. 人与自然界的统一性

人类生活在自然界中，自然界存在着人类赖以生存的必要条件。同时，自然界的变化又可以直接或间接地影响人体，而人的机体则相应地产生反应。属于生理范围内的，即是生理的适应性；超越了这个范围，即是病理反应。一般说来，人体的生理活动和病理变化，是随着地理环境、四时气候、昼夜晨暮的变化而有相应改变的，也称为"天人相应"。所以在治疗的时候，就应该因时因地因人制宜。

二、辨证施治

辨证论治是中医认识疾病和治疗疾病的基本原则，是中医学对疾病的一种特殊的研究和处理方法，也是中医学诊断疾病的特点之一。

1. 证

证是机体在疾病发展过程中的某一阶段的病理概括。由于它包括了病变的部位、原因、性质，以及邪正关系，反映出疾病发展过程中某一阶段的病理变化的本质，因而它比症状更全面、更深刻、更准确地揭示了疾病的本质。

2. 辨证

辨证是指在中医理论的指导下，将四诊（望、闻、问、切）所收集的病情资料、症状和体征，运用中医学的理论和方法，通过分析、综合，辨清疾病的原因、性质、部位以及邪正之间的关系，概括、判断为某种性质的证。

3. 论治

论治，就是根据辨证的结果，确立相应的治则和治法。辨证论治作为指导临床诊治疾病的基本法则，由于它能辩证地看待病和证的关系，既可以看到一种病可以包括几种不同的证，又看到不同的病在其发展或演变过程中可以出现同一种证，因此在临床治疗时，还可以在辨证论治的原则指导下，采取"同病异治"或"异病同治"的方法来处理。所谓"同病异治"，是指同一种疾病，由于发病的时间、地区以及患者机体的反应性不同，或处于不同的发展阶段，所表现的证不同，因而治法也不一样。而"异病同治"则是不同的疾病，在其发展过程中，由于出现了相同的病机，因而也可采用同一方法治疗。也就是所谓的"证同治亦同"和"证异治亦异"。

4. 病、证、症、征的区别

（1）病，即病名，是人体在一定条件下，由致病因素引起的一种复杂而有一定表现形式和发展规律的疾病，如：心脏病、高血压、咳嗽等。

（2）证，即证候，是指机体在疾病发展过程中某一阶段的病理概括。（一病有多证）

（3）症，即症状，是指疾病的个别表面现象，是病人主观的异常感觉或某些病态表现。

（4）征，即体征，是指疾病过程中在人体体表出现的征象，是病人身体的客观表现。

 学习单元 2　阴阳学说

 学习目标

➢了解阴阳的定义

➢熟悉阴阳的特性

➢掌握阴阳学说在中医学中的运用

 知识要求

阴阳学说是古人用以认识自然和解释自然的世界观和方法论，是我国古代的唯物论和辩证法。阴阳学说认为世界是物质的，物质世界是在阴阳二气的相互作用下滋生着、发展着和变化着的。

一、阴阳的定义

阴阳，属于中国古代哲学范畴，是对自然界相互关联的某些事物或现象对立双方的概括。

二、阴阳的特性

阴和阳代表着相互对立又相互关联的事物属性。一般事物的阴阳属性见表 2—1。

表 2—1　　　　　　　　　　　**一般事物的阴阳属性**

属性	方位		时间	季节	湿度	温度	光亮	质能	运动状态		功能状态	
阳	外向	上升	昼	春夏	干燥	温热	明亮	功能	动	升	亢进	兴奋
阴	内守	下降	夜	秋冬	湿润	寒冷	晦暗	物质	静	降	衰退	抑制

事物的阴阳属性，并不是绝对的，而是相对的；也是在不断运动中变化、发展的。

三、阴阳学说的内容

1. 阴阳对立

阴阳学说认为自然界一切事物或现象都存在着相互对立的阴阳两个方面。

2. 阴阳互根

阴和阳是对立统一的，二者既相互对立，又相互依存，任何一方都不能脱离另一方而单独存在。所以说，阳依存于阴，阴依存于阳，每一方都以其相对的另一方的存在为自己存在的条件。

3. 阴阳消长

阴和阳之间的对立制约，互根互用，并不是处于静止的和不变的状态，而是始终处于不断的运动变化之中，即阴长阳消或阳长阴消，并且在一定限度、一定时间内维持着相对的平衡。

4. 阴阳转化

阴阳对立的双方，在一定的条件下，可以各自向其相反的方向转化，即阴可以转化为阳，阳也可以转化为阴。

四、阴阳学说在中医学中的运用

阴阳学说，贯穿在中医学理论体系的各个方面，用来说明人体的组织结构、生理功能、疾病的发生发展规律，并指导着临床诊断和治疗。

1. 说明人体的组织结构

根据阴阳对立统一的观点，认为人体是一个有机的整体，人体内部充满着阴阳对立的关系，见表 2—2。所以说："人生有形，不离阴阳。"

表2—2 人体各部的阴阳属性

属性	上下	内外	胸背	四肢	脏腑	五脏
阳	上肢	体表	背	外侧	六腑	心、肺
阴	下肢	内脏	胸腹	内侧	五脏	肝、脾、肾

2. 说明人体的生理功能

对于人体的生理功能，中医学也是用阴阳学说来加以概括说明的。认为人体的正常生命活动，是阴阳两个方面保持着对立统一的协调关系的结果。人体的生理活动，主要是功能和物质的相互转换，功能与物质相对而言，则功能属于阳，物质属于阴，人体的功能与物质的关系，也就是阴阳相互依存、此消彼长的关系。

如人体的生理功能（阳）是以物质（阴）为基础的，没有物质（阴）的运动就不能产生生理功能（阳）。而生理功能（阳）的结果，又不断促进物质（阴）的新陈代谢。

3. 说明人体的病理变化

人体内外、表里、上下各部分之间，以及机体的物质与物质、功能与功能、功能与物质之间，必须经常保持其相对的阴阳协调关系，才能维持正常的生理活动，也就是阴阳平衡，是健康的表现。因某种原因导致阴阳失调，出现阴或阳的偏盛或偏衰，人体的病理变化由此产生，也就是疾病的表现。

4. 用于疾病的诊断

由于疾病的发生发展变化的内在原因在于阴阳失调，所以任何疾病，尽管它的临床表现错综复杂、千变万化，但都可以用阴或阳来加以概括说明。

5. 用于疾病的治疗

由于疾病发生发展的根本原因是阴阳失调，因此，调整阴阳，补其不足，泻其有余，恢复阴阳的相对平衡，就是治疗的基本原则。如实者泻之，虚者补之，寒者热之，热者寒之等。

6. 用于归纳药物的性能

药物的性能主要靠它的气（性）、味和升降浮沉来决定，而药物的气、味和升降浮沉，又均可用阴阳来归纳说明，见表2—3。

表2—3 药物性能的阴阳属性

属性	四气	五味	升降浮沉
阳	温、热	辛、甘、淡	升、浮
阴	寒、凉	酸、苦、咸	沉、降

学习单元 3　五行学说

 学习目标

➤了解五行的定义、五行学说在中医学中的应用

➤熟悉五行的相生、相克关系

 知识要求

一、五行的定义

五行是指自然界中木、火、土、金、水五种物质的运动。

二、五行的特性

1. 五种属性的特性（见表2—4）

表2—4　　　　　　　　　　　　　　五行特性

属性	《尚书·洪范》	特性	引申
木	"木曰曲直"	能屈、能伸	有生长、升发、舒展、条达作用的事物
火	"火曰炎上"	炎热、向上	有温热、升腾、明亮作用的事物
土	"土曰稼穑"	播种、收获	有化生、承载、受纳作用的事物
金	"金曰从革"	顺从、变革	有肃杀、收敛、沉降作用的事物
水	"水曰润下"	滋润、向下	有滋润、下行、寒凉、闭藏作用的事物

2. 事物属性五行归类（见表2—5）

表2—5　　　　　　　　　　　　　　五行归类

自然界						五行	人体				
五味	五色	五化	五气	五方	五季		五脏	五腑	五体	五官	五志
酸	青	生	风	东	春	木	肝	胆	筋	目	怒
苦	赤	长	暑	南	夏	火	心	小肠	脉	舌	喜
甘	黄	化	湿	中	长夏	土	脾	胃	肉	口	思
辛	白	收	燥	西	秋	金	肺	大肠	皮	鼻	悲
咸	黑	藏	寒	北	冬	水	肾	膀胱	骨	耳	惊

三、五行学说的内容

1. 相生

相生是指五行中的任何一行对另一行具有资生、助长的作用。相生的次序为：木生火、火生土、土生金、金生水、水生木，依次往复，循环无穷。

2. 相克

相克是指五行中的任何一行对另一行具有克制、抑制的作用。相克的次序为：木克土、土克水、水克火、火克金、金克木，依次往复，循环无穷。

四、五行学说在中医学中的运用

1. 说明脏腑的功能特点

五行学说以木、火、土、金、水五种物质的特性分别说明五脏的生理特性；以五行相生、相克的理论说明五脏之间的相互联系。

2. 说明脏腑的病理联系

五行学说以五行相生异常、相克异常（相乘、相侮）的理论解释五脏之间的病理转变。

3. 用于疾病的诊断

五行学说应用"取象比类"的推演方法，把人体的五脏、五官、九窍进行了一定的系统归纳，所以应用五行的属性生克乘侮规律，来归纳四诊所收集的病情资料对于诊断疾病有一定的帮助。

4. 用于疾病的治疗

五行学说认为疾病的发生和发展，是由内脏生克关系的异常引起的，因此，在疾病的治疗时，除了处理病变的本脏外，还必须考虑其他有关的脏腑，采取相应的治疗措施。

第2节 人体的组织结构和功能

 学习单元1 五脏六腑

 学习目标

➤了解脏腑的概念

➤熟悉六腑的功能

➤掌握五脏的功能

 知识要求

一、脏腑的概念

脏腑是内脏的总称。按照脏腑的生理功能特点，可分为脏、腑、奇恒之腑三类。

1. 五脏

心、肺、肝、脾、肾合称五脏，其共同的生理特点是化生和储藏精气。《素问·五脏别论》说："所谓五脏者，藏精气而不泻也，故满而不能实；……"

2. 六腑

胆、胃、大肠、小肠、膀胱和三焦合称六腑，其共同的生理特点是受盛和传化水谷。《素问·五脏别论》说："……六腑者，传化物而不藏，故实而不能满也。"

3. 奇恒之腑

奇恒之腑指脑、髓、骨、脉、胆、女子胞（子宫）。这一类器官的形态与六腑相似，而其具有类似脏的储藏精气的作用。

脏腑学说的主要特点是五脏为中心的整体观。

二、五脏的功能

1. 心

心的经脉和小肠的经脉在心与小肠之间相互络属，故心与小肠互为表里。心的主要生理功能表现在以下三个方面。

（1）主血脉。全身的血都在脉中运行，主要依赖于心气的推动而循环不息，发挥其濡养作用。所以，血液循环的原动力在心。

（2）主神志。心所主的神志，是指人的精神、意识、思维活动。心主神志是说心有主管精神活动的功能。

心主血脉和主神志两种功能之间是相互关联的。血液是精神活动的物质基础，精神活动能调节和影响血液循环。

（3）开窍于舌，其华在面。

2. 肺

肺的经脉和大肠的经脉在肺与大肠之间相互络属，故肺与大肠互为表里。肺的主要生理功能表现在以下三个方面。

（1）主气、司呼吸。肺是体内外气体交换的场所，通过肺的呼吸，吸入自然界的清气，呼出体内的浊气，以实现体内外气体的交换。肺不断地进行体内外气体的交换，吐故纳新，促进了宗气的生成，并调节着气机，从而保证了人体新陈代谢的正常进行。

（2）主宣发、肃降、通调水道。肺具有促进水液输布和排泄的功能，是肺气宣发和肃降作用对体内水液代谢所起作用的概括。肺气宣发，能使水液向上、向外。肺将水液输送到体表，经体表组织器官利用后，一方面化为汗液而排出体外；另一方面通过呼气作用也排出部分水分。肺气肃降，能使水液向下、向内。肺将水液输布至内脏，经内脏利用以后，在肾的气化作用下而化成尿液，再下输膀胱而排出体外；在大肠的传导作用下从大便中也排出部分水分。

（3）开窍于鼻，外合皮毛。

3. 脾

脾的经脉和胃的经脉在脾与胃之间相互络属，故脾与胃互为表里。脾的主要生理功能表现在以下四个方面。

（1）主运化。是指脾具有对饮食物进行消化，并吸收其中的精微和水液，然后转输到心肺的功能。脾主运化的功能分为两个方面：一为运化精微；一为运化水液。运化精微，是指在消化饮食物的基础上吸收其中的营养物质，并将其转输至心肺。这些营养物质也是化生气血的主要原料，所以称脾为气血生化之源。运化水液，是指在消化饮食物的基础上吸收其中的部分水液，并将其转输至心肺。运化精微与运化水液两个方面的功能是密切联系而难以截然分开的。

（2）主升清。升是指脾向上至心肺；清是指饮食物中的精微。升清是脾气的运动特点，是水谷精微等营养物质的吸收和上输于心、肺、头目，通过心肺的作用化生气血，以营养全身。

（3）主统血。是指脾有统摄血液在脉管中运行、防止其逸出脉外的功能。

（4）开窍于口，其华在唇。

4. 肝

肝的经脉和胆的经脉在肝与胆之间相互络属，故肝与胆互为表里。肝的主要生理功能表现在以下三个方面。

（1）主疏泄。是指肝具有疏通全身气机，使之调畅的功能。其主要表现在以下四个方面。

1）调节情志活动。情志活动属于心所主管，但与肝的疏泄功能密切相关，因为正常的情志活动依赖于气机的调畅，而肝能疏通气机，调节情志活动的功能。

2）促进消化吸收。脾胃是具有消化功能的主要脏器，而肝的疏泄功能对脾胃的消化起着协助作用。肝的疏泄功能一方面能调畅脾胃气机，使脾胃之气维持升清和降浊的特点，而保证正常的消化功能；另一方面肝能分泌与排泄胆汁，胆汁是肝之余气积聚而成，有助于脾胃的消化功能。

3）促进血液运行和津液代谢。血液的运行和津液的代谢，均有赖于脏腑之气的推动作用；而脏腑之气的生理活动，又要靠肝气的疏通方能畅达。

4）通调月经。女性月经的周期、经量等正常与否，与肝的疏泄功能的关系很密切。

（2）主藏血。肝藏血是指肝具有储藏血液和调节血流量的生理功能，在正常情况下，人体的血液是运行不息的，但肝能储存一定量的血液，以应付人体在特殊情况下的需要。

（3）开窍于目，其华在爪。

5. 肾

肾的经脉和膀胱的经脉在肾与膀胱之间相互络属，故肾与膀胱互为表里。肾的主要生理功能表现在以下四个方面。

（1）主藏精。肾主藏精是指肾对精气的闭藏作用。精气是构成人体的基本物质，也是人体生长发育及各种功能活动的物质基础。肾中精气可以概括为肾阴和肾阳两个方面：对机体各个脏腑组织器官起着滋养、濡润作用的称为肾阴；对机体各个脏腑组织器官起着推动、温煦作用的称为肾阳。

（2）主水。肾主水液是指肾中精气的气化功能，对于体内津液的输布和排泄，维持体内津液代谢的平衡，起着极为重要的调节作用。

（3）主纳气。肾主纳气是指肾有摄纳肺所吸入的清气，防止呼吸表浅的作用，才能保证体内外气体的正常交换。

（4）开窍于耳及二阴，其华在发。

三、六腑的功能

六腑是指胆、胃、小肠、大肠、膀胱、三焦的合称。其功能特点为受纳和腐熟水谷，传导和排泄糟粕。

1. 胆

胆附于肝，为六腑之一，也为奇恒之腑之一，其生理功能是储存和排泄胆汁，有助于饮食物的消化。

2. 胃

胃位于中焦，上接食道，下接小肠，上口为贲门，下口为幽门。其生理功能是受纳和腐熟水谷，其功能特点是主通降。

3. 小肠

小肠上接胃，下接大肠。其生理功能是受盛而主化物，泌别清浊。

4. 大肠

大肠上端接小肠，大小肠交接处为阑门，下端为肛门。其生理功能为传导糟粕，排泄粪便。

5. 膀胱

膀胱位于下焦。其生理功能是储藏尿液，排泄小便。

6. 三焦

三焦是上焦、中焦、下焦的总称。其生理功能是总司人体的气化活动，为运行水谷精微、化生气血津液和水液代谢的通路。

 学习单元 2　气、血、津液

 学习目标

➤了解血、津液的生成、功能

➤熟悉气的定义、生成、分类、功能

➤掌握气与血的关系

 知识要求

气、血、津液，是构成人体的基本物质，是脏腑、经络等组织器官进行生理活动的物质基础。

一、气

1. 气的定义

气是不断运动着的具有很强活力的精微物质，是构成人体的最基本物质，又是维持人的生命活动的最基本物质。

2. 气的分类

人体的气来源于父母的先天精气、饮食物中的营养物质（水谷精气）和存在于自然界的清气。通过肺、脾胃和肾等脏器的生理功能的综合作用，将三者结合起来而生成。根据气的来源和功能的不同，分为元气、宗气、营气和卫气。气的分类、生成、分布和功能见表2—6。

表2—6　　　　　　　　　　气的分类、生成、分布和功能

分类	来源	功能	分布
元气	藏于肾的先天精气 脾胃运化的水谷精气	推动和激发人体各脏腑组织的功能活动，是人体生理活动的原动力	全身
宗气	肺吸入的自然界清气 脾胃运化的水谷精气	走息道以行呼吸，贯心脉以行气血	胸中
营气	脾胃运化的水谷精气	营养全身，化生血液	脉中
卫气	脾胃运化的水谷精气	护卫肌表，防御外邪入侵；温煦脏腑；控制汗孔开合，调节体温	脉外

3. 气的功能

气是维持人体生命活动的最基本物质，它对于人体具有十分重要的多种生理功能。气的生理功能，主要有五个方面，见表2—7。

表2—7　　　　　　　　　　气的功能

功能	含义	表现
推动作用	激发和推动	人体的生长发育和生殖 各脏腑、经络等组织器官的生理活动 血的生成和运行 津液的生成、输布和排泄

功能	含义	表现
温煦作用	调节体温，温煦机体	维持恒定的体温 全身组织器官的功能活动 血与津液的运行
防御作用	护卫肌表，抗御外邪	护卫肌表，防御外邪入侵 抗御外邪，驱邪外出
固摄作用	防止体液无故流失	固摄血液 固摄汗液、尿液、唾液、胃液、肠液和精液等的分泌量和排泄量
气化作用	气的运动而产生的各种变化	人体的精、气、血、津液等物质的新陈代谢及其相互转化 脏腑经络等的功能活动所产生的变化

4. 气的运动和运动形式

气的运动称作"气机"。气的运动形式虽是多种多样，但在理论上可以将它们归纳为升、降、出、入四种运动形式。

二、血

1. 血的定义

血是构成人体和维持人体生命活动的基本物质之一，是运行于脉中的红色的液体。

2. 血的生成

血主要由营气和津液所组成。营气和津液，都来自所摄入的饮食物经脾胃的消化吸收而生成的水谷精微，所以说脾胃为气血生化之源。

3. 血的功能

血具有营养和滋润全身的功能。血在脉中循行，内至脏腑，外达皮肉筋骨，如环无端，运行不息，不断地对全身各脏腑组织器官起着充分的营养和滋润作用，以维持正常的生理活动。血的运行，主要依赖气的推动作用。血在脉管中运行而不至逸出脉外，也是气的固摄作用的体现。

三、津液

1. 津液的定义

津液是体内一切正常水液的总称，包括各脏腑组织器官的内在体液和正常的分泌液，如胃液、肠液、涕、泪等。津液，同气和血一样，是构成人体和维持人体生命活动的基本物质。

2. 津液的生成、输布和排泄

津液的生成、输布和排泄是一个复杂的生理过程，涉及多个脏腑的一系列生理功能。《素问·经脉别论》说："饮入于胃，游溢精气，上输于脾，脾气散精，上归于肺，通调水道，下输膀胱，水精四布，五经并行。"这是对津液的生成和输布、排泄过程的简明概括。

3. 津液的功能

津液有滋润和濡养的生理功能。布散于肌表的津液，具有滋润皮毛肌肤的作用；流注于孔窍的津液，具有滋润和保护眼、鼻、口等孔窍的作用；渗入于血脉的津液，具有充养和滑利血脉的作用，而且也是正常血液的基本物质；注入于内脏组织器官的津液，具有濡养和滋润各脏腑组织器官的作用；渗入于骨的津液，具有充养和濡润骨髓、脊髓和脑髓等作用。

四、气、血、津液的关系

气、血、津液的性状及其功能，均有其各自的功能。但是，这三者又均是构成人体和维持人体生命活动的最基本物质，三者的正常，均离不开脾胃运化而生成的水谷精气。三者的生理功能，又存在着相互依存、相互制约和相互为用的关系。因此，无论在生理或病理情况下，气、血、津液之间均存在密切的相互关系。

其中气和血之间，气属于阳，血属于阴，存在着"气为血之帅""血为气之母"的密切关系，见表2—8。

表2—8　　　　　　　　　　　　气血关系

关系	生理	病理	治疗
气能生血	是生成血液的动力，气旺则血足	气虚则血虚	补气生血
气能行血	气的推动作用是血液运行的动力，气行则血行	气虚则血瘀 气滞则血瘀	补气行血 理气活血
气能摄血	气的固摄作用使血行脉中而不逸出脉外	气虚则出血	补气摄血
血为气母	血为气提供营养，气依附血	气随血脱 血瘀则气滞	补血先补气 活血兼理气

第3节 疾病的产生

 学习单元1 病因

 学习目标

➤了解痰饮、瘀血的致病特点

➤熟悉七情的致病特点

➤掌握六淫的致病特点

 知识要求

病因是指破坏人体相对平衡状态而引起疾病的原因，包括六淫、七情、饮食不调、劳逸失常、痰饮、瘀血等。

一、六淫

1. 六淫的含义

风、寒、暑、湿、燥、火六种气候的变化称为六气，六淫是指六气的反常变化而引起人体疾病的致病因素。当人体由于某种原因而使抵抗力下降，不能适应气候的变化；或气候急剧异常的变化，超过了人体的适应能力，六气就成为致病的条件，侵犯人体而发病。

2. 六淫与季节的关系

风为春季的主气；寒为冬季的主气；暑为夏季的主气；湿为长夏的主气；燥为秋季的主气；风、寒、暑、湿、燥皆可化火。

3. 六淫致病的共同特点

（1）季节性：六淫致病多与季节气候、居住环境有关。

（2）相兼性：六淫邪气可单独侵袭人体而致病，也可两种以上同时侵犯人体而致病。

（3）转化性：六淫邪气在发病过程中不仅可互相影响，而且可以在一定条件下相互转化。

（4）发病途径：侵犯肌表或从口鼻而入。

4. 六淫的致病性和特点（见表2—9）

表2—9　　　　　　　　　　六淫的致病性质和特点

六淫	致病性质	致病特点
风	风为阳邪，其性开泄；风性善行而数变；风性主动；风为百病之长	病位在上、在表；病位游走不定，症状变化无常；肢体异常运动；多为外邪致病的先导
寒	寒为阴邪，易伤阳气；寒性凝滞、主痛；寒性收引	损失阳气；气血运行阻滞，不通则痛；汗孔闭塞，筋脉收缩挛急
暑	暑为阳邪，其性炎热；暑性升散，耗气伤津；暑多挟湿	多见阳热证或暑湿夹杂证；上犯头目，上扰心神，伤津耗气
湿	湿性重浊；湿性黏滞；湿为阴邪，易阻遏气机、损伤阳气	损伤阳气；周身困重、酸楚，分泌物、排泄物秽浊不清；症状黏滞、病程缠绵；多伤及人体下部
燥	燥性干涩，易伤津液；燥易伤肺	易伤津液，出现各种干燥症状；伤肺而致肺失宣降
火	火为阳邪，其性炎上；火易伤津；火易生风动血；火易致肿疡	上部热象明显；易扰心神；易伤津耗气；易热极生风，迫血妄行；易致痈肿红、肿、热、痛

二、七情

1. 七情的定义

七情是指人的喜、怒、忧、思、悲、恐、惊七种情志变化。

当长期的精神刺激或突然受到剧烈的精神创伤，超过了人体的生理活动所能调节的范围，就会引起体内的阴阳、气血、脏腑的功能失调，从而发生疾病。

2. 七情与脏腑的关系

长期的精神刺激或突然受到剧烈的精神创伤，会对脏腑造成不同的伤害。《素问·阴阳应象大论》说："怒伤肝、喜伤心、思伤脾、悲伤肺、恐伤肾。"

3. 七情的致病特点

长期的精神刺激或突然受到剧烈的精神创伤，使情志发生剧烈的变化，可引起气机的逆乱，使气血失调，导致病变的发生。《素问·举痛论》说："怒则气上、喜则气缓、悲则气消、思则气结、恐则气下、惊则气乱。"

三、痰饮

1. 痰饮的定义

痰和饮都是水液代谢障碍所形成的病理产物。

2. 痰饮致病与脏腑的关系

痰饮的形成多因外感六淫，或饮食及七情内伤等，使肺、脾、肾及三焦等脏腑气化功能失常，水液代谢障碍，以致水津停滞而成。痰饮形成后，饮多留积于肠胃、胸胁及肌肤；痰则随气升降流行，内至脏腑，外至筋骨皮肉，形成多种病症。

痰饮形成之后，由于停滞的部位不同，临床表现也不一样，阻滞于经脉的，可影响气血运行和经络的生理功能；停滞于脏腑的，可影响脏腑的功能和气机的升降。

中医认识痰饮病症，除根据临床病症特点外，还常结合舌苔滑腻、脉滑或弦等全面综合分析。

四、瘀血

1. 瘀血的定义

瘀血是指体内有血液停滞，包括离经之血积存体内，阻滞于经脉及脏腑内的血液。

2. 瘀血致病的特点

瘀血形成之后，不仅失去正常血液的濡养作用，而且反过来又会影响全身或局部气血的运行，导致脏腑功能失调而引起新的病症。

3. 瘀血病症的共同特点

（1）疼痛：多为刺痛，痛处固定不移，拒按，夜间痛甚。

（2）肿块：外伤肌肤局部，可见青紫肿胀，淤积于体内，久聚不散，则可形成肿块，按之有痞块，固定不移。

（3）出血：其血色多呈紫暗色，并伴有块状。

（4）望诊：久瘀可见面色黧黑，肌肤甲错，唇甲青紫，舌质暗紫，或有瘀点、瘀斑，舌下静脉曲张等。

（5）脉象：细涩、沉涩、弦涩或结代。

 学习单元2 病机

 学习目标

➤了解病机的概念

➤熟悉阴阳失调对人体的影响

➤掌握正气、邪气的概念

 知识要求

病机是指疾病发生、发展与变化的机理。疾病的发生、发展与变化，与患者机体的体质强弱和致病邪气的性质密切相关。

疾病与健康相对而言。当人体脏腑、经络的生理活动正常，气血阴阳协调平衡，即所谓"阴平阳秘"，则人体健康；当人体在某种致病因素的作用下，人体脏腑、经络等生理活动异常，气血阴阳平衡协调关系受到破坏，导致"阴阳失调"，出现了各种临床症状，便发生了疾病。

一、正邪之气与发病

1. 正气

正气是指人体的机能活动、抗病能力和康复能力。

中医学很重视人体的正气，认为内脏功能正常，正气旺盛，气血充盈，卫外固密，病邪难以侵入，疾病无从发生。只有在人体正气相对虚弱，卫外不固，抗邪无力的情况下，邪气乘虚而入，使人体阴阳失调，脏腑经络功能紊乱，疾病随之发生。

2. 邪气

邪气泛指各种致病因素。

中医学虽然重视正气，强调正气在发病中的主导地位，但也并不排除邪气对疾病发生的重要作用。邪气是发病的条件，在一定条件下，甚至可能起主要作用。

3. 正邪斗争

正邪斗争的胜负，决定了发病与不发病。邪气侵袭人体时，正气即起来抗邪，若正气强盛，抗邪有利，则病邪难以侵入，或侵入后即被正气及时消除，不产生病理反应，即不发病；当邪气偏胜，正气相对不足，邪胜正负，从而使脏腑阴阳、气血失调，气机逆乱，便可导致疾病的发生。

二、阴阳失调

阴阳失调是指机体在疾病的发生发展过程中，由于各种致病因素的影响，导致机体的阴阳消长，失去相对平衡，从而形成阴阳偏盛、偏衰，或阴不制阳、阳不制阴的病理状态。

三、气血失常

气血失常，是指气与血的不足，以及气血运行障碍，而导致其功能失常的病理变化，一般是指：气虚、气机失调，血虚，血瘀，血热，血寒，出血；气滞血瘀，气虚血瘀，气不摄血，气随血脱，气血两虚等病理变化。

第4节　疾病的诊治方法

 学习单元1　四诊

 学习目标

➤了解闻诊和切诊的方法

➤熟悉望诊的内容

➤掌握舌诊、问诊内容和临床意义

 知识要求

四诊是指望、闻、问、切四种诊察疾病的方法。也就是不借助仪器，只在感官所及范围内，直接地获取信息，并即刻运用医生的头脑进行分析综合，及时做出判断，因而非常简捷直观灵活方便，也是诊断的基本途径。

望、闻、问、切是调查了解疾病的四种不同方法，各有其独特作用，不能相互取代。因此，在临床运用时，必须将它们有机地结合起来，也就是"四诊合参"，才能全面而系统地了解病情，做出正确的判断。

一、望诊

医生运用视觉，对人体全身和局部的一切情况及其排出物，进行有目的的观察，以了解健康或疾病情况。望诊的主要内容是观察人体的神、色、形、态，以推断体内的变化。

1. 望神

正常人的神气，应表现为神志清楚，语言清晰，目光明亮，精彩内含；面色荣润含蓄，表情自然，反应灵敏，动作灵活，体态自如；呼吸平稳。虚证病人多表现为精神不振，健忘困倦，声低懒言，乏力，动作迟缓。

2. 望色

健康人脏腑功能正常，精神气血充盈，由于精神内含，容光焕发，血华其色，所以面色应是光明润泽的。

病色是指人体在疾病状态时的面部色泽，表现为青色：主寒、主痛、主瘀、主惊风；赤色：主热；黄色：主虚、主湿；白色：主虚、主寒、主失血；黑色：主肾虚、主寒、主痛、主水、主瘀。

3. 望形体

望形体，主要是观察病人形体的强弱、胖瘦、肢体、体形等情况。

4. 望姿态

望姿态就是观察病人的动静姿态。不同的疾病会产生不同的病态，所以观察病人的动静姿态，对了解疾病有密切的关系。

5. 望舌

望舌又称舌诊，是望诊的重要组成部分，也是中医诊断辨证的重要依据之一。

正常的舌象，简称"淡红舌，薄白苔"。

舌色变化和主病、苔色变化和主病见表2—10、表2—11。

表2—10　　　　　　　　舌色变化和主病

舌色	淡白舌	淡红舌	红舌	绛舌
主病	寒证	正常	热证	内热深重

表2—11　　　　　　　　苔色变化和主病

苔色	白苔	黄苔	灰苔	黑苔
主病	表证、寒证	里证、热证	里热证、寒湿证	热极、寒盛

二、闻诊

闻诊包括听声音和嗅气味两方面。

1. 听声音

听声音指诊察病人的声音、语言、呼吸、咳嗽、呕吐、呃逆、嗳气、太息、喷嚏、肠鸣等各种声音。

2. 嗅气味

嗅气味指嗅病人体内所发出的各种气味以及分泌物、排泄物和病室的气味。

三、问诊

问诊是医生询问病人或陪诊者，了解疾病的发生发展、治疗经过、现在症状或其他与疾病有关的情况，以诊察疾病的方法。《十问歌》：一问寒热二问汗，三问头身四问便，五问饮食六胸腹，七聋八渴俱当辨，九问旧病十问因，再兼服药参机变，妇女尤必问经期，迟速闭崩皆可见，再添片语告儿科，天花麻疹全占验。

四、切诊

切诊分脉诊和按诊两部分，两者同是运用双手对病人体表进行触、摸、按、压，从而获得重要辨证资料的一种诊察方法。脉诊是按脉搏；按诊是对病体的肌肤、手足、胸腹及其他部位的触摸按压。

正常人的脉象又称为平脉。平脉的形态是三部有脉，不浮不沉，中取可得，从容和缓，柔和有力，节律均匀，一息四至（一呼一吸称为一息，每分钟16～20次；每分钟脉来60～80次）。

疾病反映与脉象的变化称为病脉，表现为浮脉主表证；沉脉主里证；迟脉主寒证；数脉主热证；细脉主气血两虚、诸虚劳损、湿病；洪脉主邪热亢盛；滑脉主痰饮，食滞，实热（妇女妊娠也常见滑脉，是血气充盛而调和的表现）；涩脉主气滞，血瘀，精伤，血少；弦脉主肝胆病，痛证，痰饮等；代脉主脏气衰微。

 学习单元 2　辨证

 学习目标

➢了解气血辨证
➢熟悉八纲辨证

 知识要求

一、八纲辨证

辨证就是在整体观念的指导下，将四诊（望、闻、问、切）所收集的病情资料，运用中医的理论和方法，归纳分析疾病各种症状和体征，从而认识判断疾病证候的性质。

八纲辨证是通过四诊，掌握病情资料之后，根据病位的深浅，病邪的性质及盛衰，人体正气的强弱等，加以综合分析，归纳为阴阳、表里、寒热、虚实八类证候。

1. 表里辨证

表里辨证是辨别病变部位和病势趋向的两个纲领，见表2—12。

表2—12　　　　　　　　　　　　表证与里证的区别

证候	起病	病程	寒热	舌象	脉象
表证	起病急	病程短	恶寒发热	苔薄	脉浮
里证	起病慢	病程长	但寒不热或但热不寒	苔厚	脉沉

2. 寒热辨证

寒热辨证是辨别疾病性质和机体阴阳盛衰的纲领，见表2—13。寒证与热证反映机体阴阳的偏盛或（与）偏衰，阴盛或阳虚的表现为寒证；阳盛或阴虚的表现为热证。

表2—13　　　　　　　　　　　　寒证与热证的区别

证候	寒热	面色	口渴	四肢	二便	舌象	脉象
寒证	但寒不热	白	不渴	不温	大便溏薄小便清长	舌淡苔白	脉迟紧
热证	但热不寒	红	渴	温热	大便干结小便短赤	舌红苔黄	脉洪数

3. 虚实辨证

虚实辨证是分析辨别邪正盛衰的两个纲领，见表2—14。虚指正气不足；实指邪气盛实。

表2—14　　　　　　　　　　　　虚证和实证的区别

证候	病因	临床表现
虚证	先天不足；后天失调：包括饮食失调、七情劳倦、房事过度、久病失治误治	面色淡白或萎黄；精神萎靡、身疲乏力、心悸气短、形寒肢冷、自汗、大便滑脱、小便失禁、舌淡胖嫩、脉虚沉迟；或五心烦热、消瘦颧红，口咽干燥，盗汗潮热，舌红少苔，脉虚细数
实证	外邪侵入人体；内脏功能失调，以致痰饮、水湿、瘀血等病理产物停留在体内所致	发热，腹胀痛拒按，胸闷烦躁，甚至神昏谵语，呼吸气粗，痰涎壅盛，大便秘结，或下利、里急后重，小便不利，或淋沥涩痛，舌质苍老，舌苔厚腻，脉实有力

4. 阴阳辨证

阴阳是八纲辩证的总纲。在诊断上，可根据临床症候所表现的病理性质，将一切疾病分为阴阳两个主要方面，见表2—15。

表2—15　　　　　　　　　　　　阳证和阴证的区别

证候	临床表现
阳证	面色偏红、发热、肌肤灼热、躁动不安、语声粗浊、呼吸气粗、喘促痰鸣、口干欲饮、大便秘结，或有奇臭，小便短赤；舌质红绛，苔黄黑生芒刺，脉象浮数、洪大、滑实
阴证	面色黯淡、精神萎靡、身重蜷卧、形寒肢冷、倦怠乏力、语声低怯、纳差、口淡不渴、大便腥臭、小便清长、舌淡胖嫩、脉沉迟或弱或细涩

二、气血辨证（见表2—16）

表2—16　　　　　　　　　　气血的病因和临床表现

分类	病因	临床表现
气虚证	久病体虚；劳累过度；年老体弱	少气懒言，神疲乏力，头晕目眩，自汗，活动后诸症加剧，舌淡苔白，脉虚无力
血虚证	禀赋不足；脾胃虚弱，生化乏源；各种急慢性出血；久病不愈；思虑过度，暗耗阴血；瘀血阻络，新血不生；肠寄生虫等	面白无华或萎黄，唇色淡白，爪甲苍白，头晕眼花，心悸失眠，手足发麻，妇女经血量少色淡，延期或闭经，舌淡苔白，脉细无力
气滞证	病邪内阻；七情郁结；阳气虚弱，运化无力等	胀闷，疼痛
血瘀证	寒凝、气滞、气虚、外伤等	疼痛如针刺刀割，痛有定处，拒按；肿块青紫坚硬按之不移；出血反复不止，色泽紫暗，夹血块；面色黧黑，肌肤甲错，口唇爪甲紫暗。舌质紫暗，或见瘀斑瘀点，脉象细涩

 学习单元3　治则和治法

 学习目标

➤了解治标与治本、扶正与祛邪、正治与反治

➤熟悉因时因地因人制宜、治疗八法

➤掌握治未病

 知识要求

治则即治疗疾病的原则，是长期临床实践的总结。

治则的基本精神也是从整体观念出发的，使人体偏盛或偏衰的阴阳趋于平衡，即所谓"调节阴阳，以平为其"。

一、治未病

治未病包括未病先防和既病防变两个方面的内容。

1. 未病先防

未病先防是指在疾病未发生之前，做好各种预防工作，以防止疾病的发生。

2. 既病防变

既病防变是指如果疾病已经发生，则应争取早期诊断、早期治疗，以防止疾病的发展与转变。

二、治标与治本（见表2—17）

表2—17　　　　　　　　　　　　　　标与本的相对性

类别	正邪	病变部位	病变先后	病变表现
标	邪气	外病	后病	症状
本	正气	内病	先病	病因

1. 治病求本

治病求本就是要抓住疾病的本质治疗，是辨证论治的根本原则。

2. 急则治标，缓则治本

急则治其标，就是疾病过程中，原有的病所出现的某些症状特别严重，或在原有疾病的基础上，又患较急的新病，如果不及时处理，就会危及患者生命或影响本病的治疗，就必须先解决其标，然后再治其本。

3. 标本兼治

就是疾病标本并重的情况下，采取既治标又治本的方法，缩短病程，即"标本兼顾"。

三、扶正与祛邪

1. 扶正

扶正就是扶助正气，增强体质，提高机体抗邪能力。扶正多用补虚方法，包括针灸、气功及体育锻炼等，而精神的调摄和饮食营养的补充对于扶正具有重要的意义。

2. 祛邪

祛邪就是祛除病邪，使邪去正安。祛邪多用泻实之法，不同的邪气，不同的部位，其治法也不一样。

四、正治与反治

1. 正治

正治是指逆证候性质而治的一种常用治疗法则。常用的正治法有："寒者热之""热者寒之""虚则补之""实则泻之"。

2. 反治

反治是指顺从疾病假象而治的一种治疗方法。常用的反治法有："寒因寒用""热因热用""塞因塞用""通因通用"。

五、因时因地因人制宜

因时因地因人制宜就是要具体问题具体分析，临床治疗中必须根据不同季节、不同地区、不同性质的特点区别对待。

1. 因时制宜

因时制宜就是根据气候变化的特点考虑用药原则。

2. 因地制宜

因地制宜就是根据不同的地理环境特点考虑用药的原则。

3. 因人制宜

因人制宜就是根据病人年龄、性别、体质、生活习惯和精神状态等，考虑用药原则。

六、常用治法（见表2—18）

常用治法是指汗、吐、下、和、温、清、消、补八法。

表2—18　　　　　　　　　　常用治法

治法	具体方法	目的
汗	运用发汗解表的方法，以开泄肌腠、逐邪外出的治法	发散表邪、透疹消肿、解除表证
吐	运用催吐的方法，引起呕吐，促使病邪或者有害物质从口吐出的治法	排除胃中宿食、毒物、痰涎，缓和病情
下	运用泻下的方法，以攻逐体内积滞、通泄大便的治法	排除肠胃积滞，实热，攻逐水饮，寒积，虫积
和	运用疏通、和解的方法，以和解表里、调和肝脾的治法	扶正祛邪、舒畅气机

治法	具体方法	目的
温	运用温热、助阳的方法，以祛除寒邪、扶助阳气的治法	温中祛寒、回阳救逆、温经散寒
清	运用寒凉清热的方法，以清热降火、清热解毒，以治疗热病的治法	清热保津、除烦解渴
消	运用具有消导、消散作用的方药，促使病邪消散祛除的治法	行气散瘀、消痰化饮、消食导滞
补	运用补益的方法，以补益人体阴阳气血不足，或补益某一脏腑虚损的治法	扶助正气、增强体质、恢复健康

复习思考题

1. 什么是中医学的基本特点？

2. 阴阳学说在中医学中可以运用于哪些方面？

3. 心、肝、脾、肺、肾的生理功能有哪些？

4. 气与血的关系在生理、病理和治疗上是如何体现的？

5. 六淫致病的共同特点是什么？

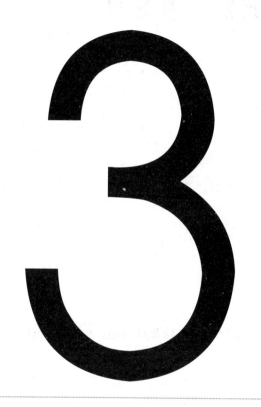

第 3 章

中药基础知识

第1节　中药的一般知识

 学习单元1　中药的起源与发展

 学习目标

➤了解中药的概念及中药的起源及发展

 知识要求

一、中药的概念

中药是指在中医药理论指导下用于防治疾病的天然药物及其制品，包括中药材、中药饮片和中成药。

二、中药的起源

药物的发现与原始人类的生活、劳动密切相关。中药的起源可追溯到原始社会，人类为了生存觅食充饥，往往会误食一些有毒的动物或植物，导致呕吐、腹泻等，甚至引起死亡，但偶然会发现食入一些动物或植物可以减轻或消除呕吐、腹泻等不适而引起了人们的注意，通过不断记忆、传承、积累，逐渐产生了医药，故有"医食同源""药食同源"之说。

三、中药的发展

中药的历史可追溯到五千多年前的炎帝神农氏。据考证，《神农本草经》是我国现存最早的药学专著，其成书年代在东汉以前（公元25年），该专著共三卷，载药365种，详述了药物的性味、功能和主治，疗效大多确实，并把药分为三品。其中将有补益作用、无毒、可以久服的120种药物列为上品；能治病补虚、毒性小、当斟酌使用的120种药物列为中品；专主治病、毒性剧烈、不可久服的125种药物列为下品。此书是东汉以前我国药学知识和用药经验的总结。

《炮炙论》是我国第一部炮制专著，为南朝宋时期的药学家雷敩所著。该专著共三卷，记载了药物的炮、炙、炒、煅、曝、露等17种炮制方法。

《本草经集注》由南朝齐梁时期的陶弘景在整理《神农本草经》的基础上增收民间名医所用新药而成。该书共七卷，载药730种，首创以玉石、草木、果菜、虫兽等自然属性分类的方法，详述了药物的产地、采制、加工、真伪等内容，对本草的发展有较大的影响。

《千金翼方》由唐代孙思邈所著。该书为《千金要方》的续编，卷首为"药录"，收载药物800余种，详述了药物的性味、主治，其中有一些是唐代以前没有收录的新药和外来药物。

《新修本草》又名《唐本草》，是唐代官修的药物文献，由李勣、苏敬等编撰，于唐代显庆四年（公元659年）颁行，是我国第一部药典。全书载药844种，收集了全国郡县所产的药物标本，描绘成图，为最早的药物图谱，对中药学的发展做出了很大贡献。

《经史证类备急本草》简称《证类本草》，由宋代唐慎微将宋初的《嘉祐补注神农本草》《图经本草》两本书合并，辑录了经史和百家文献内所载方药，并赴各地采访单方、本草编撰而成。该专著总结了宋以前的药物成就，促进了中药学的发展。

《本草纲目》为明代李时珍所著，成书于明万历六年（1578年）。全书收录原有诸多本草所载药物1 892种，新增药物374种；对每种药物以"释名"确定名称；"集解"叙述产地、形态、栽培及采集方法；"辨疑""正误"考证品种真伪和纠正历史文献记载的错误；"修治"说明炮炙方法；"气味""主治""发明"分析药物的性味与功效；"附方"搜集古代医学家和民间流传的方剂共11 096首，附有1 160幅药物形态图。该书内容极为丰富，系统地综合了我国16世纪以前的动物、植物、矿物和冶金等多学科的知识，总结了药物学的经验，是我国药物学、植物学等领域的宝贵资料，对我国医药学的发展做出了重大贡献。该书17世纪末即传播海外，先后被译成日文、拉丁文、德文、法文、英文、俄文等多种文字，成为国际医学界的重要文献之一。

《本草纲目拾遗》由清代赵学敏著。该书辑录了《本草纲目》未收载的药物716种，丰富了中药学的内容。

新中国成立以后，国家对中医药事业高度重视，先后制定了许多有利于中药发展的措施，中医药的教育、科研事业也有了空前的发展。

学习单元2　中药的命名与品种

 学习目标

➤了解中药的命名

➤熟悉中药的品种

 知识要求

一、中药的命名

1. 因产地而命名

以产地命名的药材多为各地的著名药材，例如四川产的川乌、广东产的广藿香、河南（怀庆府）产的怀牛膝、东北产的关防风、山西上党的党参、山东东阿的阿胶等。

2. 因形状而命名

以药材形状命名的有形似人体的人参、形如琵琶的枇杷叶、形似马鞭的马鞭草、形如锚钩的钩藤等。

3. 因颜色而命名

以颜色命名的药材较多，如红色的丹参、黄色的大黄、紫色的紫草、白色的白矾、黑色的乌梅、双色的黑白丑等。

4. 因气味而命名

以特有气味命名的如有特异香气的麝香、有鱼腥气的鱼腥草、有败酱气的败酱草、有甜味的甘草、苦味的龙胆、酸味的酸枣仁、咸味的咸秋石、辛味的细辛、多味的五味子等。

5. 因生长特性而命名

以生长特性命名的如早春开花的迎春花、冬天绽放的款冬花、夏至即枯的夏枯草、四季常青的四季青、冬为虫夏为草的冬虫夏草等。

6. 因药用部分而命名

动物、植物药材的药用部位丰富，以药用部位命名的药材也很多。

（1）动物药的药用部位有骨、角、甲、肝、胆、胎、皮等，以其命名的药材有羚羊角、龟甲、羊肝、蛇胆、鹿胎、刺猬皮等。

（2）植物药的药用部位有根、茎藤、叶、花、果实、种子、全草等，以其命名的药材有芦根、忍冬藤、大青叶、红花、罗汉果、葶苈子、金钱草、伸筋草等。

7. 因功效而命名

以功效而命名的如能解表祛风的防风、能泻热通便的番泻叶、能清热明目的决明子、能安神益智的远志、能续折伤的续断、能温肾壮阳的阳起石等。

8. 因传说故事而命名

如徐长卿、当归、车前子、牵牛子等。

9. 因国外传入而命名

进口药材常冠以胡、洋、番等前缀，如胡黄连、西洋参、洋地黄叶、番泻叶等。

10. 因药材经加工成形而命名

因药材经加工成形而命名的有胆星、蟾酥等。

二、中药的品种

中药的品种，一般是对药品的种数而言。品种繁多是中药的一大特点，这是由于中药长期发展而形成的。从《神农本草经》的 365 种，发展到《本草纲目》的 1 892 种、《本草纲目拾遗》的 921 种，新中国成立以来，在 20 世纪 50 年代至 90 年代中，先后进行过三次全国性的中药大普查，基本上摸清了全国（除台湾省外）中草药品种，总计达 12 807 种。

目前，全世界绝大多数植物和动物都有了统一的名称，称为学名。学名通常用拉丁文表示，由属名、种名和定名人组成。在中药文献中，中文名相同的药物，不一定指同一品种药物，如川贝母包括松贝、青贝、炉贝，而拉丁名所指的品种只有一个。

一味中药可能来源于一个品种，也可能来源于两个或多个品种。如果来源于多个品种，则各品种之间的有效成分、临床疗效会有所不同，如大黄来源于蓼科植物掌叶大黄、唐古特大黄或药用大黄的干燥根及根茎，这三种大黄的蒽醌含量就有不同。

 学习单元 3 中药材的产地、采收和储藏

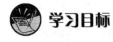 **学习目标**

➤了解中药材的概念及自然资源分布

➤熟悉中药材的采收及加工

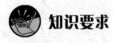 **知识要求**

一、中药材的概念及自然资源分布

中药材是指来源于植物、动物或矿物，一般只经过产地加工而未经炮制或制剂的原药材。我国幅员辽阔，地形、气候复杂，从北部寒冷的黑龙江到南部气候炎热的南海诸岛，从天山南北到东海之滨，蕴藏着极为丰富的药材资源。

1. 东北地区（包括黑龙江、吉林、辽宁）

著名的地道中药材有：人参、鹿茸、黄芪、五味子、防风、蛤蟆油、辽细辛等。

2. 华北地区（包括河北、内蒙古、山西、北京、天津）

著名的地道中药材有河北的枸杞子、枣仁、知母、苦杏仁、黄芩；内蒙古的甘草、黄芪、肉苁蓉、麻黄、锁阳；山西的黄芪、龙骨。此外，还有紫菀、升麻、柴胡、远志、马兜铃、大枣等。

3. 西北地区（包括陕西、甘肃、宁夏、青海、新疆）

著名的地道中药材有宁夏的枸杞子；甘肃的当归；青海的大黄、贝母；新疆的阿魏、紫草；陕西的党参、款冬花、牛黄。此外，还有甘草、天麻、银柴胡、羌活、秦艽、马兜铃、大枣、猪苓、硼砂等。

4. 华东地区（包括江苏、浙江、安徽、山东、福建、江西、台湾、上海）

著名的地道中药材有江苏的薄荷；浙江的浙八味（浙贝母、玄参、延胡索、菊花、温郁金、麦冬、白术、白芍）；安徽的牡丹皮、茯苓；山东的北沙参、金银花、阿胶；福建的泽泻、米仁；江西的枳壳、枳实、栀子、香薷；台湾的樟脑、槟榔、石决明；上海的地龙、西红花。此外，还有山楂、半夏、芡实、玉竹、木瓜、防己、厚朴、青皮、牡蛎、土鳖虫、蕲蛇、蜈蚣、海藻、青黛、柏子仁、香附、蔓荆子等。

5. 中南地区（包括广东、广西、湖南、湖北、河南）

著名的地道中药材有河南的四大怀药（地黄、牛膝、山药、菊花）；广东的砂仁、槟榔、益智、沉香、广藿香、胡椒、橘皮；广西的蛤蚧、肉桂；湖南的杜仲、玉竹、雄黄；湖北的厚朴、黄连、茯苓。此外，还有高良姜、莪术、佛手、栀子、补骨脂、辛夷、大茴香、前胡等。

6. 西南地区（包括四川、云南、贵州、西藏）

著名的地道中药材有四川的川芎、川贝母、川牛膝、川乌、川黄檗、川白芷、川木通、附子、黄连、冬虫夏草；云南的三七、天麻、云木香、茯苓；贵州的龙胆、吴茱萸、杜仲、朱砂、天冬；西藏的胡黄连、冬虫夏草、贝母。此外，还有丹参、干姜、银耳、巴豆、使君子、甘松、马钱子、何首乌等。

7. 国外进口药材

国外进口药材主要有豆蔻、血竭、番泻叶、沉香、乳香、芦荟、朝鲜参、安息香、马钱子、苏合香、荜茇、公丁香、胖大海、西洋参等。

二、中药材的采收和产地加工

1. 植物类药材的采收

中药材采收的年限和季节对其质量有直接影响，现代研究证实采收时间不同有效成分含量会有明显的差异，同时对保护和扩大药物资源也有着重要的意义。通常按药用部位进行合理的采收。

（1）皮类。树皮或根皮类药材一般在春夏之交采收，如黄檗、厚朴等。另有一些植物根皮则在秋后采收为宜，如牡丹皮、地骨皮等。

（2）藤木类。一般在秋冬二季采收，如大血藤、降香等。与叶同用则应在生长最旺盛时采收，如络石藤等。

（3）根及根茎类。通常在秋冬季节植物地上部分枯萎或初春时采收，如天麻、苍术等。有的也在夏季采收，如太子参、半夏等。

（4）叶类。通常在花前盛叶期、花期或果实未成熟前枝叶茂盛时采收，如大青叶、紫苏叶等。个别在秋冬季采收，如桑叶、枇杷叶等。

（5）花类。多在花蕾期采收的有金银花；花初开期采收的有洋金花；花盛开时采收的有菊花等。花类药材采摘时间以晴天清晨为宜。

（6）果实种子类。果实类中药多在果实自然成熟时采收，如五味子；也有因功效不同而采用未成熟的果实，如青皮。种子类药材宜在完全成熟后采收，如决明子等。干果因种子易散失宜在开始成熟时采收，如茴香。容易变质的浆果在略熟时，于清晨或傍晚采收为佳，如枸杞子。

（7）全草类。多在植株充分生长，茎叶茂盛时采收，如青蒿；有的在花期采收，如益母草；有的在初春采其幼苗，如茵陈蒿等。

2. 动物及矿物类药材的采收

（1）动物类中药材的采收。主要根据动物生长期和活动季节进行。如蛤蚧宜在夏秋季捕捉；桑螵蛸应在三月中旬前采收；蝉衣在夏秋季黑蚱蝉退化之时收集；鹿茸于清明后40～60天截取，过时则角化而不是茸了。贝壳类药材多在夏秋季采收，如石决明等。

（2）矿物类中药材采收。可随时采收，也可结合开矿进行，如石膏等。

3. 中药材的产地加工

（1）挑选、洗涤。将采收的药材趁新鲜除去杂质和非药用部分，如牡丹皮去木心，白芍刮皮等；除去药物表面的泥沙与污垢，如山药等。

（2）切片。切片是将果实类（如木瓜、枳壳等）纵切或横切成 2 片或 4 片再干燥。较大的根及根茎类药材，如大黄、葛根等，趁鲜切片或块，以利于干燥。

（3）闷。闷俗称"发汗"，指有的药材须经反复多次晒、闷后使内部水分外溢、变软、变色、增加香气或减少刺激，以利干燥，如玄参、厚朴等。

（4）蒸、煮、烫。富含浆汁、淀粉或糖质的药材，用一般的方法不易干燥，须用蒸、煮、烫的方法，如白芍、天冬等须烫，黄精、玉竹等须蒸。

（5）干燥。干燥的目的是及时除去新鲜药材中的大量水分，避免生霉、虫蛀或有效成分的分解，一般可采取晒干、烘干、阴干等方法。

三、中药材的储藏

中药材采收加工后，必须及时进行合理的包装、储藏，否则会出现虫蛀、霉烂、变质、挥发、变味等现象。变异后的中药材不仅会失去药效，而且服用后还会产生毒副作用。在储藏中一般是根据药用部位进行分类储藏。

1. 通风储藏法

此法是利用空气自然流动或机械产生的风将库房内潮湿的空气排出室外，达到控制库内的温度和湿度。

2. 吸湿储藏法

此法是利用吸湿物或吸湿机吸收空气中的水分，保持仓库空气的干燥。

3. 密封储藏法

此法是采用密闭的容器将药物与外界隔离，以保持药物原有质量。

4. 对抗同储法

此法是采用两种或两种以上药物同储，利用特殊气味互相克制起到防止虫蛀和霉变，如人参与细辛、蛤蚧与花椒。

学习单元 4　中药的性能

 学习目标

➤ 了解中药的毒性及国家规定的毒性中药品种

➤ 熟悉中药的升降浮沉含义及影响因素，及中药的归经含义

➤ 掌握中药的四气五味的含义及效用

 知识要求

中药的性能又称"药性"，它是对中药作用的基本性质和特征的高度概括，主要包括四气、五味、升降浮沉、归经、有毒无毒。

中医学认为，药物防治疾病的基本原理不外是扶正祛邪，消除病因，恢复脏腑功能的协调，纠正阴阳的偏盛偏衰，使之最大限度恢复到正常状态。药物之所以能针对病情发挥上述基本作用，是因其各具独特的性能，前人称之为偏性。意思是说，以药物的偏性纠正疾病所表现的阴阳偏盛或偏衰。

中药的作用包括治疗作用和不良反应。中药的治疗作用，又称中药的功效或功能；中药的不良反应，包括副作用和毒性反应。充分而合理地利用中药的治疗作用，尽量避免不良反应的发生，是高效安全用药的重要保证，也是临床用药的基本原则。

中药的性状是指中药的形状、颜色、气味、滋味、质地（包括轻重、疏密、坚软、润燥等），是以中药为观察对象。而中药的性能是依据用药后的机体反应归纳出来的，是以人体为观察对象。前人常将二者相联系，并用性状解释作用原理。二者的含义和认识方法迥异，不能混淆。

一、四气五味

1. 四气

（1）含义。四气又称四性，指药物具有的寒热温凉四种药性，它反映了药物影响人体阴阳盛衰和寒热变化的作用特点。除四性之外，还有平性，是指药物寒热偏性不明显，但这只是相对而言，实际上仍有偏温偏凉之别，仍未超出四气的范围。

（2）确定依据。药物的寒热温凉，是从药物作用于人体所发生的反应概括而来，与所治疗疾病的寒热性质相反。也就是说，药性的确定是以用药的反应为依据，以病证寒热为

基准。能够减轻或消除热证的药物，一般属于寒性或凉性，如石膏对发热口渴等热证有清热泻火的作用，板蓝根对咽喉肿痛等热证有利咽、解毒作用，即表明其具有寒凉之性；反之，能减轻或消除寒证的药物，一般属于热性或温性，如附子、干姜对脘腹冷痛、四肢厥逆等寒证有温中散寒、回阳救逆作用，即表明其具有温热之性。

（3）所示效用。四气，本质上只有寒热二性。凡寒凉性药物，即表示其具有清热、泻火、凉血、解毒等作用；凡温热性药物，即表示其具有温里散寒、补火助阳、温经通络及回阳救逆等作用。

四气对人体的作用也有两面性，若应用不当，可使人体产生不良反应。此时，寒凉性有伤阳助寒之弊，而温热性则有伤阴助火之害。

（4）具体表述。寒、热、温、凉、平，是对药物四气的概括性表述。在具体表述时，除上述五种外，又常按四气程度的不同进一步区分，标以大寒、大热、微温、微寒、平而偏凉、平而偏温等。

（5）阴阳属性。四气中温热与寒凉属于两类不同的性质，温热属阳，寒凉属阴。在共同性质中又有程度上的差异，温次于热，凉次于寒。

2. 五味

（1）含义。五味指药物因功效不同而具有的辛、甘、酸、苦、咸等味。它是药物作用规律的高度概括，又是部分药物真实滋味的具体表示。

（2）确定依据。五味，最初是由健康人口尝药物的真实滋味而得，如黄连味苦、蜂蜜味甘、生姜味辛、乌梅味酸、芒硝味咸等。继而人们发现药物的滋味与药效之间有着密切的联系和对应性，如功能发表行散的药多辛味，能补虚缓急的药多甘味，能敛肺涩肠的药多酸味，能降泻燥湿的药多苦味，能软坚散结的药多咸味等。于是，在遇到用口尝滋味不能解释药物的效用时，便依据上述规律反推其味，所推出的味与口尝味无关系。如葛根，临床证明其既能生津止渴，又能发表透疹，用口尝所得甘味只能解释、归纳其生津止渴的作用，对发表透疹则难以归纳、解释，而据发表透疹多辛味的原则，应赋予其辛味。因此，葛根的药味不只甘，而且有辛。经过无数次推理比较，医药学家逐步认识到这种以药效确定药味的方法比口尝法更科学且更接近于临床实际，故药味的确定，应"主以药效、参以口尝"。药味可以与滋味相同，也可以与滋味相异。药味既是药物的滋味，又超出药物的滋味。

（3）所示效用。五味是药物对人体不同效用的概括，效用中包括治疗作用和不良作用。

1）辛。辛能散、能行，有发散、行气、活血作用。如治疗表证的荆芥、薄荷，治疗气滞的香附，治疗血瘀的川芎等，都具有辛味。

辛味药大多耗气伤阳，气虚阴亏者慎用。

2）甘。甘能补、能缓、能和，有补虚、和中、缓急、调和药性等作用。如治疗虚证的黄芪、熟地、核桃仁、枸杞子，治疗挛急作痛、调和药性的饴糖、甘草等，均具甘味。某些甘味药还能解药毒、食物毒，如甘草、蜂蜜等。

甘味药大多能腻膈障胃，令人中满，凡湿阻食积、中满气滞者慎用。

3）酸。酸能收、能涩，有收敛固涩作用。如治自汗盗汗、遗精滑精的五味子，治久泻久痢的五倍子，治大汗虚脱、崩漏下血的山茱萸等，均具酸味。另外，酸能生津、安蛔，如乌梅等。

酸味药大多能收敛邪气，凡邪未尽之证均当慎用。

4）苦。苦能泄、能燥、能坚。

泄的含义有三，一指通泄，如大黄苦寒，能泄热通便，热结便秘每用；二指降泄，如苦杏仁味苦，能降泄肺气，治咳喘气逆必投，代赭石味苦而善降逆，治呃逆呕喘常选；三指清泄，如黄连、栀子味苦，能清热泻火，治火热内蕴或上攻诸证宜择。

燥即燥湿，如治寒湿的苍术、厚朴，治湿热的黄檗、苦参等，均为苦味。

苦坚的含义有二：一指苦能坚阴，意即泻火存阴，如黄檗、知母；二指坚厚肠胃，少量投用苦味的黄连等，有厚肠止泻作用。

苦味药大多能伤津、败胃，津伤及脾胃虚弱者慎用。

5）咸。咸能软、能下，有软坚散结、泻下通肠作用，如治瘰疬、痰核的昆布、海藻，治热结便秘的芒硝等，均具咸味。

食盐类咸味药不宜多食，高血压、动脉硬化者尤当如此。

6）涩。涩能收、能敛，同酸味一样有收敛固涩作用，如治滑脱诸证的龙骨，治久痢脱肛的赤石脂，治崩漏带下的乌贼骨等，均具涩味。习惯将涩附于酸。

涩味药大多能敛邪，邪气未尽者慎用。

7）淡。淡能渗、能利，有渗湿利水作用。如治水肿的猪苓、茯苓，均具淡味。常将淡味附于甘。

淡味药大多能伤津液，凡阴虚津亏者慎用。

8）芳香。芳香味能散、能行、能开，有化湿、辟秽、开窍、醒脾等作用，如能化湿的藿香、辟秽的苏合香、开窍的麝香、醒脾的佩兰，均具芳香味。习惯将芳香归为五嗅之列；有的也标上辛味，称为辛香之气。

芳香味药也能耗气伤津，气虚津亏者慎用。

（4）阴阳属性。辛、甘、淡属阳，酸、苦、咸属阴。

（5）气味配合

1）意义。气与味分别从不同角度说明了药物的作用，其中气偏于定性，味偏于定能，只有将二者合参才能较全面地认识药物的性能。如紫苏与薄荷虽均味辛而发散表邪，但紫苏性温而发散风寒，薄荷性凉而发散风热；黄芪与石斛虽均味甘能补虚，但黄芪性温而善补气升阳，石斛性微寒善清热养阴。

2）原则。任何气与味均可组配；一味药中气只能有一个，味既可以有一个，也可以有两个或更多。味越多，说明其作用越广泛。

3）气味配合与疗效的关系。气味相同，功能相近。辛温的药多能发散风寒，如麻黄、紫苏等；辛凉的药多能发散风热，如薄荷、菊花等；苦寒的药多能清热解毒，如黄芩、黄连等；甘温的药多能补气或助阳，如黄芪、锁阳等。有时气味也有主次之别，如黄芪与锁阳虽均为甘温，但黄芪以甘为主则补气，锁阳以温为主则助阳。气味相异，功能不同。其中味异气同者，如麻黄辛温能散寒发表，杏仁苦温能降气止咳，乌梅酸温能敛肺涩肠，大枣甘温能补脾益气，肉苁蓉咸温能补火助阳。

二、归经

1. 含义

归经指药物对机体某一部位的选择性作用。"归"指药物作用的归属，"经"是脏腑经络的概称。

2. 确定依据

一是以所治病证的脏腑归属确定归经。如能治疗咳嗽、气喘等肺系疾病的药物归入肺经；能治疗心悸怔忡等心系疾病的药物归入心经等。二是以药物的自然属性确定归经。如以五味配五脏来确定药物的归经，则辛入肺、苦入心、甘入脾、咸入肾、酸入肝；以五色配五脏来确定药物的归经，则色白入肺、色赤入心、色黄入脾、色青入肝、色黑入肾。

3. 所示效用

酸枣仁能安神治心悸失眠，归心经；麻黄止咳平喘，归肺经；肝经病变每见胁痛、抽搐等，全蝎能解痉止痛，归肝经。有一些药物，可以同时归数经，说明该药对数经病变均有治疗作用。如山药能补肾固精、健脾止泻、养肺益阴，归肾、脾、肺经。因此，归经指明了药物治病的应用范围，药物的归经不同，治疗的范围也就不同。药物的归经也可因配伍的不同而改变。

4. 对临床用药的指导意义

首先，有助于提高用药的准确性，使临床用药更加合理。其次，可指导医生根据脏腑经络病变的传变规律选择用药。

三、升降浮沉

1. 含义

升降浮沉指药物在人体的作用趋向。这种趋向与所治疗疾病的病势趋向相反，与所治疗疾病的病位相同。

2. 确定依据

（1）药物的质地轻重。凡花叶类及质轻者多主升浮，如桑叶、菊花；种子、果实及质重的矿物、贝壳类药多主沉降，如苏子、枳实、磁石、石决明等。

（2）药物的气味厚薄。凡气味薄者多主升浮，如苏叶、银花；气味厚者多主沉降，如熟地、大黄等。

（3）药物的性味。凡性温热、味辛甘的药为阳性，多主升浮，如桂枝等；而性寒凉、味酸苦咸的药为阴性，多主沉降，如天花粉、芒硝等。

（4）药物的效用。药物的临床疗效是确定其升降浮沉的主要依据。病情趋向常表现为向上、向下、向外、向内，病位常表现为在上、在下、在外、在里，能够针对病情，改善或消除这些病征的药物，相对也具有向上、向下、向里、向外的不同作用趋向。如白前能祛痰降气，善治肺实咳喘、痰多气逆，故性属沉降；桔梗能开提肺气、宣肺利咽，善治咳嗽痰多、咽痛音哑，故性属升浮。

上述四点依据，在具体运用时应相互合参。特别是前三点，必须合参并结合临床疗效，才能准确判定其性属升浮还是沉降。此外，有不少药表现为升浮与沉降皆具的双向性，如胖大海既具升浮之性而清宣肺气、化痰利咽，又具沉降之性而清泄火热、润肠通便。

3. 所示效用

升和浮，沉和降，都是相对的。升是上升，降是下降，浮表示发散向外，沉表示收敛固藏和泄利等。一般升浮的药，能上行向外，分别具有升阳发表、祛风散寒、涌吐、开窍等作用；沉降的药，能下行向内，分别具有泻下、清热、利水渗湿、重镇安神、潜阳息风、消积导滞、降逆止呕、收敛固涩、止咳平喘等作用。

如果不能合理地运用药物的升降沉浮之性，也会造成不良反应。若误投或过用升浮之性明显的药于病势上逆病的治疗，或误投或过用沉降之性明显的药于病势下陷病的治疗，均可加重病情。

4. 阴阳属性

升浮属阳，沉降属阴。

5. 影响因素

每一味药物的升降浮沉，在一定条件下是可以转化的。影响其转化的条件有以下两方面：

（1）炮制。如酒炒则升，姜汁炒则散，醋炒则收敛，盐水炒则下行。

（2）配伍。在复方配伍中，少量性属升浮的药，在同较多的沉降药配伍时，其升浮之性可受到一定制约；反之，少量沉降性属的药，在同较多的升浮药配伍时，其沉降性可受到一定制约。

四、中药毒性

1. 含义

广义的毒性是指药物的偏性，狭义的毒性是指毒性反应与副作用。毒性反应指药物对机体损害性的反应。副作用是指在正常剂量下服用药物时出现的与治疗目的无关的不适反应。

有毒药物的毒副作用有程度上的不同，历代本草中常标明"小毒""大毒"以示区别。一般来说，有毒药物的中毒剂量与治疗量比较接近，临床应用安全系数较小或对机体组织器官损害严重，甚至导致死亡。

2. 国家规定的毒性中药品种（28 种）

砒石（红砒、白砒）、砒霜、水银、生马钱子、生川乌、生草乌、生白附子、生附子、生半夏、生南星、生巴豆、斑蝥、青娘虫、红娘虫、生甘遂、生狼毒、生腾黄、生千金子、生天仙子、闹阳花、雪上一枝蒿、红升丹、白降丹、蟾酥、洋金花、红粉、轻粉、雄黄。

3. 使用注意事项

有毒的药物，特别是大毒药物在使用时，为保证用药安全，必须严格控制剂量，使用正确的服用法，严格按炮制规范的工艺要求进行炮制加工，利用合理的配伍，避免配伍禁忌等。

第2节　中药饮片基础知识

 学习单元1　中药炮制的目的及对药物的影响

 学习目标

➤ 了解中药炮制的概念

➤ 熟悉中药炮制的目的及中药炮制对药材成分的影响

➤ 掌握常用的炮制方法的目的和适用药物

 知识要求

一、中药炮制的概念

中药炮制是根据中医药理论，按照医疗、调剂、制剂的不同要求以及药物自身的性质，进行不同加工处理的一项制药技术。

二、中药炮制的目的

1. 提高纯净度

中药在采集、仓储、运输过程中，常混有泥沙、杂质及霉变品及残留的非药用部位，故必须经过整理、洗刷等净洗加工，以确保药物净度，保证用量准确，如蝉蜕去头足，远志去心。

2. 便于调剂与制剂

为便于调配，绝大部分药材都必须经过整理、加工，切制成一定规格的片、段、丝、块等饮片，以满足中药调剂的称准分匀。在制剂过程中，有些质地坚硬的矿物类、动物骨骼、贝壳类药物须经过火制、水火共制等方法，使之酥脆而便于粉碎，如磁石、代赭石、自然铜、穿山甲等药物。

3. 降低或消除毒副作用

有的中药虽有良好的疗效，但因其具有毒性或副作用，不能确保用药安全，须经过一定的炮制，改变其毒副成分的量和质，使人服用后不致产生不良反应。例如，半夏姜制、吴茱萸甘草水制以解毒，巴豆加热制霜可使其毒蛋白变性，何首乌经炮制后可除去致泻的副作用。

4. 改变或缓和药性

种子类药物经过炒制后，质地酥松，易煎出有效成分，可增强疗效；姜汁竹茹在姜汁的协同作用下，可增强其和胃止呕的功效；延胡索经醋制后，可增强其止痛功效；款冬花经蜜制后，可增强其润肺止咳的功效。地黄生用甘寒，有清热凉血养阴之功，经炮制成熟地黄后，则变为甘、微温，有滋阴补血之效；黄芩味苦性寒，是用于治疗肺热咳嗽、目赤肿痛等疾病的药物，生用易损伤脾阳，导致腹痛，经炮制可缓和其苦寒之性。

5. 引药归经及改变药物的作用部位和趋向

如延胡索的功效是活血行气，止痛，入肝经、脾经，经醋制后，有助于引药入肝，增强疏肝止痛作用；小茴香、益智仁、橘核等经过盐制后，有助于引药入肾经。炮制还能改变药物作用的趋向。如黄连善清中焦湿热，经酒制后，能引药上行，善清上焦头目之火。

6. 矫正不良气味便于服用

中药中的某些动物类（僵蚕、紫河车）、树脂类（乳香、没药）药材及其他有特殊异味的药物，人服后常有恶心、呕吐等不良反应，经炮制能起到矫臭矫味的作用，有利于病人服用。

7. 利于储藏

药物经过加热处理，可使其干燥而不易发生霉变，还能杀死虫卵（如桑螵蛸）。对于含有甙类的药物，经加热处理后，能使与甙共存的酶凝固而失去活力，有利药物久藏（如槐米等种子类药物）。

三、常用的炮制方法

1. 净制与切制

（1）净制。净制即净选加工，是选取规定的药用部分，除去非药用部分及杂质，使之符合用药要求的初步加工方法。它是中药炮制过程中首要的工序。

1）清除杂质。药物的净制加工可通过挑选、筛选、风选或水选等方法，使药物洁净，便于进一步加工处理。

2）分离和净选药用部位。主要是去茎或去根、去芦、去枝梗、去皮壳、去毛、去心、去核、去头鳞足翅。

（2）切制。切制是将净选后的药物用水处理至柔软，再用刀具切制成各种类型的操作工艺。

切制的目的：有利于调剂、制剂、炮炙、储藏和鉴别。

切制的一般操作步骤：软化→切制→干燥→过筛。

2. 炒法与炙法

炒法是将净药材置于加热容器内，用不同的火力连续加热，翻炒至规定程度的炮制方法。炒法可分清炒与加辅料炒。

（1）清炒法。不加辅料的炒法称为清炒法。按照不同的火候，清炒法可分为炒黄、炒焦、炒炭。

1）炒黄。是将药物经净制或切制后，置热锅中用文火或中火加热翻炒至药物微具焦斑并略有香气，取出，摊凉的方法。种子类药物炒至种皮鼓起，有爆裂声即可。

炮制目的：增强疗效，缓和药性，降低毒性，杀酶保甙。

适用药物：白芥子、白扁豆、车前子、苍耳子、牵牛子、谷麦芽、薏苡仁、麦冬、王不留行、川芎、常山、地鳖虫、酸枣仁等。

2）炒焦。是将药物经净制或切制后，置热锅中用中火加热翻炒至药物表面焦褐色并具有焦香气，取出，摊凉的方法。

炮制目的：增强疗效，缓和药性。

适用药物：山楂、栀子、槟榔、川楝子等。

3）炒炭。是将药物经净制或切制后，置热锅中用中火（蒲黄）或武火加热，不断翻炒至药物表面呈焦黑色，内部呈焦褐色，或炒至规定程度，取出，摊凉的方法。

炮制目的：产生或增强药物的止血作用。

适用药物：地榆、荆芥、蒲黄、干姜、槐花、大蓟、小蓟、茜草、白芍、藕节等。

（2）加辅料炒。将净制药物和某种辅料共同拌炒的方法，称加辅料炒法。根据不同辅料的拌炒，可分为米炒、麸炒、土炒、砂炒、蛤粉炒。

1）麸炒。系将净制药物与麦麸共同拌炒的方法。麦麸功效为和中益脾。

炮制目的：增强药物补脾的疗效，缓和药性，矫臭矫味。

适用药物：白术、山药、枳实、枳壳、僵蚕、木香、青皮、苍术、白术、葛根等。

2）米炒。是将净制药物与米拌炒的方法。米的功效为增强健脾作用，和胃，降低毒性。

炮制目的：缓和药物的燥性，增强药物健脾止泻的作用，降低药物的毒性。

适用药物：斑蝥、红娘子、青娘子等。

3）土炒。是将净药材与灶心土拌炒的方法。土的功效为温中燥湿，止呕止血，中和胃酸。

炮制目的：增强药物补脾安胃的作用。

适用药物：白术、山药等。

4）砂烫。是将净药材与热砂共同拌烫的方法。

炮制目的：便于调剂制剂去毛，降低毒性，矫臭矫味。

适用药物：龟板、鳖甲、马钱子、穿山甲、骨碎补、鸡内金、干蟾等。

5）蛤粉烫。将净药材与蛤粉共同拌烫的方法，称为蛤粉烫。蛤粉的功效为清热化痰，利湿软坚。

炮制目的：使药物质酥脆便于制剂调剂，降低药物的滞腻性，矫正药物的不良气味，增强药物的清热化痰功效。

适用药物：阿胶、鱼鳔、人指甲等。

（3）炙法。是将净药材用定量液体辅料均匀混合，使辅料逐渐渗入药物组织内部的一种加热处理的炮制方法。

炙法的目的：引药归经，解毒和抑制偏性，增强疗效，矫臭矫味，溶出有效成分。

1）酒炙法。是将净药材与定量的黄酒均匀混合，使酒逐渐渗入药物组织内部的一种加热处理方法。酒的作用为通血脉，行药势，散寒气，矫臭矫味，易溶出药物成分。

炮制目的：引药上行，如黄檗、黄连缓和药性；黄芩、黄连、白芍、大黄增强药物活血祛瘀通络的作用；矫臭矫味，如蕲蛇。

适用药物：黄芩、黄连、黄檗、大黄、白芍、当归、蕲蛇、续断、当归等。

2）醋炙法。是将净药材与定量的米醋均匀混合，使醋逐渐渗入药物组织内部的一种加热处理方法。醋的作用为入肝经，入血分，收敛，散瘀止血，理气止痛，行水解毒，矫味矫臭。

炮制目的：引药入肝，增强活血止痛作用，矫臭矫味。

适用药物：柴胡、青皮、香附、乳香、没药、三棱、莪术、五灵脂等。

3）盐水炙法。将净药材用定量的盐水均匀混合，使盐水逐渐渗入药物组织内部的一种加热处理方法。盐水作用为清热凉血，强筋骨，软坚散结，防腐解毒，矫臭矫味。

炮制目的：引药入肾，引药下行，补肝肾，如橘核、荔枝核、小茴香等；增强药物润下利水的作用；增强药物滋阴降火、清热凉血作用。

适用药物：杜仲、补骨脂、知母、黄檗、小茴香、橘核、车前子、荔枝核、菟丝子等。

4）蜜炙法。将净药材用定量的炼蜜均匀混合，使蜜逐渐渗入药物组织内部的一种加热处理方法。炼蜜的作用为补中润燥，润肺止咳，止痛解毒，益脾矫臭，增疗效。

炮制目的：增强药物的润肺止咳疗效，如麻黄、桑白皮、前胡；增强药物的补中益气疗效，如黄芪、甘草；缓和药物的过偏之性，如麻黄、石膏；矫味，消除药物的副作用，如马兜铃。

适用药物：麻黄、紫菀、马兜铃、款冬花、黄芪、甘草、枇杷叶、桑白皮等。

5）姜汁炙法。将净药材用定量的姜汁均匀混合，使姜汁逐渐渗入药物组织内部的一种加热处理方法。姜汁的作用为发表散寒，温中止呕，化痰止咳，解毒缓性。

炮制目的：制寒增效（增强药物的和胃止呕作用），缓解副作用，增强药物的温中化湿作用。

适用药物：黄连、竹茹、厚朴等。

6）油炙法。将净药材与定量的食用油脂共同加热处理的方法。辅料主要为麻油、羊脂。

炮制目的：增强疗效，利于粉碎（骨类药物）。

适用药物：淫羊藿等。

四、中药炮制对药材成分的影响

1. 炮制对含生物碱类药材的影响

生物碱是一类含氮的有机化合物，通常具有类似碱的性质，多数味苦。

（1）生物碱的主要特性。生物碱一般不溶于水，但能溶于乙醇、氯仿等有机溶媒；能与酸结合生成溶于水的生物碱盐；各种生物碱具有不同的耐热性，有的在高温情况下不稳定，可产生水解、分解等变化。

（2）含有生物碱药材的炮制。生物碱一般不溶于水，但水溶性生物碱能溶于水，如槟榔、苦参等药材含有的生物碱易溶于水。在水处理中，对能溶于水的生物碱应少泡多润；炮制辅料可用酒和醋，以增加药物的疗效。对含有毒性生物碱的药物，可采用加热高温的方法来降低或消除毒性，如川乌、马钱子等药物。有些生物碱在植物体内的分布是不一致的，因此应区分药用部位。如黄檗所含的小蘗碱只分布在皮层组织中，故黄檗只用其皮而不用其他部位。

2. 炮制对含苷类药材的影响

苷是一种由糖与苷元缩合而成的复杂化合物，味甘苦。果实、树皮、根部等含量较多，叶、花中也常含有苷。

（1）苷的主要特性。苷多易溶于水，也溶于乙醇（酒）。与苷共同存在的还有多种酶，在常温下，它能分解苷，降低药物疗效。酶是一种蛋白质，在一定的温度下，会凝固而失去活力。苷忌醋，它在酸性下易水解，不但会减少苷的含量，还会生成复杂的成分。

（2）含苷类药材的炮制。在水处理中，应少泡多润，以免苷溶于水而降低疗效；可用酒作炮制辅料来增加药物的疗效；可通过炒、烘、烫等加热的方法来"杀酶保苷"，保证药材长期有效。

3. 炮制对含挥发油类药材的影响

挥发油是一种有治疗作用的活性成分，它是水蒸气蒸馏所得到的挥发油状成分的总称。

（1）挥发油的主要特性。大多药物具芳香气味和特殊气味，有清凉感或辛辣感。在常温下能自行挥发而不留任何油迹；不溶于水而溶于油脂及多种有机溶剂中，能全溶于 70% 以上的乙醇中。

（2）含挥发油类药物的炮制。对含有效挥发油成分的药材，宜以生用为主，不能在烈日下晾晒或高温加热，以免散失气味，影响疗效；有些挥发油能引起一定的副作用，需要通过加热处理缓和药性，降低副作用；为避免走失香气，在水制时不能多浸泡，应以"喷淋"或"抢水洗"等法为宜。

4. 炮制对含鞣质类药材的影响

鞣质又称单宁、鞣酸，是一类复杂的多元酚类化合物，味涩，广泛地存在于植物体中。

（1）鞣质的主要特性。鞣质易溶于水或乙醇，极易溶于热水；鞣质能与铁发生化学反应、生成鞣酸铁。

（2）含鞣质类药材的炮制。在水处理中，应少泡多润，避免用热水；可用酒作炮制辅料来增加溶出物；在炮制中，忌用铁锅，以免药材变色。鞣质与碱性物质接触能很快变色，应尽量避免接触；鞣质还能被空气中的氧所氧化而变色，应注意药材的保存。

5. 炮制对含有机酸类药材的影响

有机酸通常指的是含有酸性基团的一类化合物，具有酸味，它对人体营养及生理有很重要的作用。

（1）有机酸的主要特性。低分子有机酸大多溶于水；药物中的有机酸遇热易被破坏；有机酸对金属有一定的腐蚀作用。

（2）含有机酸药材的炮制。在炮制时，宜少泡多润；在火制时宜低温操作；不宜用铁锅，以免药材变色，影响药效。

6. 炮制对含脂肪油类药材的影响

油脂的主要成分为长链脂肪酸的甘油酯，大多数存在于种子类药物中。

（1）油脂的主要特性。没有挥发性，一般有润肠致泻的作用，有的油脂有毒，会引起恶心、呕吐、腹泻等副作用。

（2）含油脂药材的炮制。对含有油脂类药材应进行适当的炮制，能消除或降低其毒性或副作用。炮制方法通常采用煨制或去油制霜法。如巴豆，适用于寒积便秘、逐水退肿等症，但有大毒，需制霜解毒；柏子仁去油制霜可以免润肠致泻。

7. 炮制对含树脂类药材的影响

树脂是一类成分极为复杂的混合物，通常存在于树枝内。当树皮受切伤后，则流出树体外，可形成半透明或不透明的固体。

（1）树脂的主要特性。树脂不溶于水，可溶于浓乙醇和醚、氯仿等有机溶剂；在加热条件下，有的树脂会被破坏。

（2）含树脂类药材的炮制。可用酒或醋炮制，能使树脂易于溶出，增强药物疗效。对于有毒性或有副作用成分的树脂，可通过高温加热，如炒制，使树脂受到破坏，以除去药材的毒性或副作用。

8. 炮制对含蛋白质与氨基酸类药材的影响

蛋白质是生物体内所有化合物中最复杂的物质。蛋白质水解产生多种氨基酸。很多氨基酸都是人体生命活动所不可缺少的。另外，所有的酶也都是蛋白质。有毒蛋白质可通过加热处理而消除毒性；有些蛋白质经加热处理会产生新的成分而具有治疗作用。有些氨基酸能与单糖产生化学反应，生成具有特殊香气的化合物。酸碱对蛋白质和氨基酸的稳定性、活性影响很大，应引起注意。

9. 炮制对含无机成分药材的影响

无机成分大量存在于矿物和贝壳类药物中。贝壳类及矿物类药一般采用煅制法可改变它们的物理性状，易于粉碎，利于有效成分的煎出，利于在胃肠道的吸收。有些矿物药中无机盐成分在加热后会转化为有毒物质，应加以注意。

 学习单元2　中药饮片的质量标准

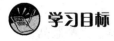 **学习目标**

➤了解中药饮片的概念及炮制品的国家及地方标准

➤熟悉中药饮片的净度标准及片型标准

➤掌握中药的性状鉴定方法

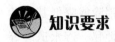 **知识要求**

一、中药饮片标准的分类

1. 中药饮片的概念

中药饮片是指药材经净制、切制或炮炙后可直接用于处方调配或制剂生产的药品，如熟地、煅牡蛎等。

2. 国家标准

《中华人民共和国药典》是国家级药品标准，具有法律的约束力，主要用于药品的生产、经营、使用和监督管理的法定标准。共分三部分，第一部分是中药，文中规定了中药的来源、性状特征、质量标准，饮片生产的工艺流程、成品形状、用法、用量等。在附录中设有"中药炮制通则"专篇，规定了各种炮制方法的含义、操作方法及质量要求。中药饮片的国家标准还包括《中药饮片质量通则》和《全国中药炮制规范》，它们是部（局）级的中药炮制质量标准，也同样具有法律的约束力。

3. 地方标准

《炮制规范》属于药品的地方标准，它是根据各省、市的用药习惯及炮制特点，参照国家药品标准而制定的，用于指导各地中药饮片的生产和使用。

在中药炮制生产、经营、使用、监督管理中都应以国家级药品标准及地方级炮制规范的最新版本为准。

二、中药饮片的净度标准

净度是指饮片的纯净度。饮片应有一定的净度标准，以保证调配剂量的准确性。

1. 含药屑、杂质不超过3%的药物

有：①果实、种子类、全草类、树脂类；②炒炭品、土炒品、煨制品。

2. 含药屑、杂质不超过2%的药物

有：①根、根茎、藤木类、花、叶类、动物类、矿物类、菌藻类；②炒焦、麸炒、药汁煮、豆腐煮、煅制品。

3. 含药屑、杂质不超过1%的炮制品

有炒黄品，米炒品，炙制品中的酒、醋、盐、姜汁、米泔炙品，发芽、发酵制品。

三、中药饮片的片型标准（见表3—1）

表 3—1 片型标准

片	极薄片	片厚 0.5 mm 以下
	薄片	片厚 1～2 mm
	厚片	片厚 2～4 mm
段	短段	段长 5～10 mm
	长段	段长 1～15 mm
块	类方块	边长各 8～12 mm
丝	叶类	丝宽 5～10 mm
	皮类	丝宽 2～3 mm，长 30～50 mm
	木类	丝宽 2 mm，长 15 mm

四、中药鉴定的方法

1. 基原鉴定

基原鉴定就是运用原植（动）物的分类学知识，对中药的来源进行鉴定，以确定其正确的学名，一般须通过观察植物形态，查文献，核对标本。

2. 性状鉴定

性状鉴定又称经验鉴别，就是用眼看、手摸、鼻嗅、口尝等简便方法对中药材及饮片进行鉴定。鉴定时主要对中药材或饮片的形状、大小（长短、粗细、厚薄）、表面特征（光滑、粗糙、沟纹、皱纹、地上残茎痕、鳞片、被毛等）、色泽、质地（软硬、坚韧、疏松、黏性和粉性等）、断面特征（色泽、射线与维管束的排列形状等）、气味等方面进行观察。还可通过水浸或火烧情况下产生的特殊现象来鉴定饮片的真伪、优劣。

3. 显微鉴定

显微鉴定是运用显微镜观察药材的组织构造、细胞形状及其内含物的特征，以鉴定药材的真实性和纯度，常用于中药的外形特征不明显或区别很相似的中药以及用中药粉末制成的中成药（丸剂、散剂、片剂等）。

4. 理化鉴定

理化鉴定是利用药材中存在的化学成分的性质，通过化学反应方法或仪器分析来鉴定药材的真伪和纯度，常用的方法有化学定性分析、化学定量分析、荧光分析法、水分测定、灰分测定、含量测定等。

第3节 中药调剂的基础知识

 学习单元1 中药配伍知识

 学习目标

➤熟悉中药的用药禁忌
➤掌握中药的配伍

 知识要求

一、中药的配伍——七情

中药配伍主要指《神农本草经》总结的配伍"七情"。明代《本草蒙荃·总论·七情》与《本草纲目·序例·卷一》均曾做过详细注释，概括为：

1. 单行

单行指不须其他药物辅助，单味应用即可发挥治疗作用，如独参汤补气固脱。

2. 相须

相须即两种以上性能功效相似的药物合用后，能增强原有功效，如石膏配知母，能增强清热泻火生津作用；大黄配芒硝，能增强攻下泻热作用。

3. 相使

相使即性能功效有某种共性的两药同用，一药为主，一药为辅，辅药能增强主药的作用。如茯苓与黄芪同用，茯苓能增强黄芪的补气利水作用；黄芩与大黄合用，黄芩能增强大黄的清热泻火作用。

4. 相畏

相畏即一种药物的毒性或副作用，能被另一种药物减轻或消除，如生半夏、生天南星的毒性，能被生姜减轻或消除。

5. 相杀

相杀即一种药物能减轻或消除另一种药物的毒性或副作用，这是与"相畏"同一配伍关系的不同提法，如生姜能杀生半夏毒。

6. 相恶

相恶即两种药物合用，一种药物能破坏或降低另一种药物的功效，如人参恶莱菔子等。

7. 相反

相反即两种药物合用，一种药物能破坏或降低另一种药物的功效或增强毒性作用，如"十八反""十九畏"中部分药物。

分析上述配伍"七情"，其中"相须""相使"，说明有些药物同用后，可产生协同作用，能增进疗效，是临床常用的配伍方法；"相畏""相杀"是一对配伍关系的两种提法，能减少副作用可以选择应用；"相恶"，说明合用的药物因相互拮抗而抵消、削弱原有功效，是临床基本不用的配伍方法；而"相反"药物合用后，能增强或产生毒性或强烈的副作用，属配伍禁忌。

二、中药的配伍禁忌

即某些药物同用会产生毒副作用，或降低、破坏药效，应当避免合用，称为配伍禁忌。传统包括"十八反""十九畏"。

1. 十八反

十八反歌诀最早见于张子和的《儒门事亲》："本草明言十八反，半蒌贝蔹及攻乌。藻戟遂芫俱战草，诸参辛芍叛藜芦。"

乌指乌头（包括川乌、草乌、附子）反半夏（各种半夏及半夏曲）、瓜蒌（包括瓜蒌皮、瓜蒌子、瓜蒌霜、天花粉）、贝母（包括川贝母、浙贝母）、白蔹、白及。

甘草反海藻、大戟、芫花、甘遂。

藜芦反诸参（包括人参、党参、苦参、玄参、丹参、北沙参、南沙参）、细辛、赤芍、白芍。

2. 十九畏

十九畏歌诀首见于刘纯的《医经小学》："硫黄原是火中精，朴硝一见便相争。水银莫与砒霜见，狼毒最怕密陀僧。巴豆性烈最为上，偏与牵牛不顺情。丁香莫与郁金见，牙硝难合荆三棱。川乌草乌不顺犀，人参最怕五灵脂。官桂善能调冷气，若逢石脂便相欺。大凡修合看顺逆，炮爁炙煿莫相依。"

硫黄畏芒硝（包括玄明粉）；水银畏砒霜；狼毒畏密陀僧；巴豆（包括巴豆霜）畏牵

牛子（包括黑丑、白丑两种）；丁香（包括母丁香）畏郁金；芒硝（包括玄明粉）畏三棱；川乌、草乌（包括附子）畏犀角（包括广角）；人参（包括各种人参）畏五灵脂；官桂（包括肉桂、桂枝、桂枝木、桂枝尖）畏石脂（包括赤、白两种）。

熰又称燀，即将药物置沸水中微煮能搓去皮为度，如桃仁、苦杏仁去皮用此法；煿，即将药物直接置于火上烘干；炙，加液体辅料炒。

需要指出，中药配伍"七情"中"相反"的"反"与"十八反"意义相同，均属于配伍禁忌的范畴；而"相畏"不是配伍禁忌，不能与"十九畏"混淆。

三、中药的用药禁忌

1. 孕妇用药禁忌

根据药物对胎元损害程度不同，一般可分为禁用药和慎用药，孕妇用药时宜遵医嘱。

禁用药：三棱、土鳖虫、千金子、千金子霜、川牛膝、马钱子、马钱子粉、天仙子、巴豆、巴豆霜、水蛭、甘遂、玄明粉、芒硝、芫花、阿魏、附子、京大戟、闹羊花、牵牛子、轻粉、干漆、莪术、益母草、猪牙皂、商陆、斑蝥、雄黄、瞿麦、麝香等。

慎用药：三七、大黄、制川乌、王不留行、五灵脂、牛膝、片姜黄、白附子、西红花、红花、肉桂、冰片、苏木、郁李仁、虎杖、卷柏、枳实、枳壳、禹余粮、急性子、穿山甲、桃仁、凌霄花、常山、硫黄、番泻叶、蒲黄、漏芦、赭石、蟾酥、天南星等。

2. 肾功能不全者用药禁忌

（1）中药饮片，包括雷公藤、草乌、益母草、蓖麻子、麻黄、北豆根、马兜铃、天仙藤、巴豆、土荆芥、芦荟、苍耳子、斑蝥、蜈蚣等。

（2）中成药，包括雷公藤片、雷公藤多苷片、昆明山海棠、龙胆泻肝丸、冠心苏合丸、排石颗粒、纯阳正气丸、小儿金丹片、止咳化痰丸、导赤丸、云南白药、葛根素注射液、复方丹参注射液、牛黄解毒片、安宫牛黄丸、蚂蚁丸、蛔虫散等。

3. 肝功能不全者用药禁忌

肝功能不全者禁用：黄药子、苍耳子、千里光、鱼胆、雷公藤、棉花子、艾叶、蓖麻子、桑寄生、苦杏仁、蟾酥、木薯、广豆根、北豆根、砒石、苦楝子、石榴皮、地榆、密陀僧、铅丹、贯众、望江南子、红茴香、金果榄、白花丹参、丁香、土荆芥、大枫子、天花粉、冬青叶、肉豆蔻、合欢皮、麦角、七叶一枝花、喜树、复方丹参注射液等。

4. 服药时的饮食禁忌

病人在服药或用药期间，不宜与某些食物同时进服，前人称为服药禁忌，也称为"忌口"。在古代文献上有薄荷忌鳖肉、茯苓忌醋等记载。

（1）脾胃虚寒或胃寒疼痛的病人，不宜吃生冷助寒一类食物；而胃热疼痛的病人，不宜吃辛辣助热一类的食物。

（2）消化功能减退的食积不化、胸腹胀闷的病人，不宜吃黏腻、油煎等食物。

（3）神经衰弱的心悸、失眠的病人，不宜吃辛辣、酒、浓茶等食物。

（4）外科疮疡的病人，不宜吃姜、椒、腥臭等食物。

 学习单元2 中药配方部的格局和工具

 学习目标

➤了解中药配方部的格局

➤熟悉戥秤的构成

➤掌握性能相似或经常配伍的品种、药名近似的品种、同一品种的不同炮制品

 知识要求

一、中药配方部的格局

中药配方部的格局在中药门市部里都相同，有斗房、斗架、配方台、计量器具、捣药铜缸、包装材料等。

1. 饮片斗房

饮片斗房又称储药库，是储存中药饮片的仓库，供调配处方用。库存量：要根据销售量而定，做到遇季有准备，当令不脱销，过季不积压。质量：根据药物的来源、性质、功效分类储存，控制好库内温度和湿度，做好先进先用，后进后用的原则。

饮片斗架又称"百药斗"或"百眼橱"，如图3—1所示。其中的抽屉（俗称药斗或斗格、格斗），每一斗隔为二格或三格，可置两种或三种饮片。

饮片在斗架排列规律：饮片装斗时，一般可按药物性能相似，药名近似，同一品种不同炮制品或医生处方经常用方开出的药装于同一药斗内，见表3—2、表3—3、表3—4。

常用饮片品种要尽量（排）摆放在本身易取的药斗内，不常用的品种存放于斗架高层或底层的药斗内，质地轻、量大的饮片，应放于底部的大斗内。装饮片时，对药性相反相畏的药物、对形状相似而功能不同的药物（如紫苏子与菟丝子、杏仁与桃仁等）不能装在同一斗内；对有恶劣气味的药物（阿魏、芜荑等）应尽量与一般药物分开放置。

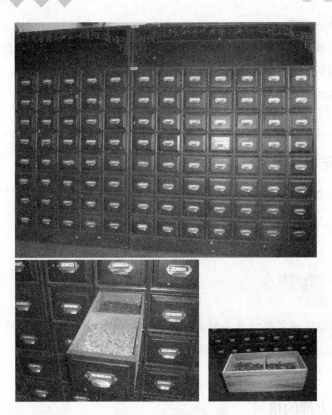

图 3—1　饮片斗架

　　中药饮片排列以便于调剂为原则，装斗前必须经过筛簸应进行质量审核，不得错斗、串斗，防止混药。

表 3—2　　　　　　　　　　　　　　性能相似或经常配伍的品种

桔梗—前胡	三棱—莪术	乳香—没药
胖大海—木蝴蝶	山柰—甘松	细辛—白芷
麻黄—桂枝	党参—黄芪	知母—黄檗
鳖甲—龟板	桃仁—红花	芡实—莲须
地枫皮—千年健	射干—山豆根	酸枣仁—远志
金银花—连翘	蒿蓄—瞿麦	猪苓—泽泻
钩藤—刺蒺藜	谷芽—麦芽	车前子—川木通
紫苑—款冬花	陈皮—青皮	续断—杜仲
牡丹皮—赤芍	天冬—麦冬	蒲公英—紫花地丁
牛蒡子—紫苏子	山楂—六神曲	补骨脂—狗脊

表3—3	药名近似的品种	
川牛膝—怀牛膝	海螵蛸—桑螵蛸	槐花—槐角
羌活—独活	白芍—赤芍	枳壳—枳实
百部—百合	南沙参—北沙参	白前—白薇

表3—4	同一品种的不同炮制品	
生薏苡仁—炒薏苡仁	生大黄—熟大黄	生栀子—焦栀子
生山药—炒山药	当归—酒当归	生黄芪—炙黄芪
生甘草—炙甘草	干姜—炮姜炭	生牡蛎—煅牡蛎
生藕节—藕节炭	炒鸡内金—生鸡内金	生地黄—熟地黄

中药店一般每天装斗1～2次，装斗前必须清理底部余药，经筛簸后，倒在新装入饮片的上面。要坚持经常清理药格斗，防止发生串药、生虫霉变、走油、结串等现象。

2. 配方台（见图3—2）

配方台一般置于调剂室内，主要用于调配处方的工作台，也有中药门市部将饮片配方台置于调剂室与候药处之间，以此与候药者相隔，故又称为"栏柜"。

3. 铜缸（见图3—3）

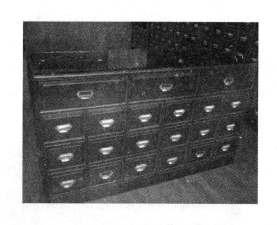

图3—2 配方台

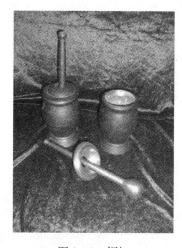

图3—3 铜缸

为了使药物的有效成分充分煎出，对一些外表皮比较坚实的果实种子类药物必须捣碎后煎煮。

捣碎药物主要有：橘核、瓜蒌子、郁李仁、西砂仁、赤小豆、阳春砂、牛蒡子、火麻仁、白平子、白豆蔻、白芥子、白果、白胡椒、丝瓜子、皂荚子、肥皂子、牵牛子、桃仁、莱菔子、益智仁、甜石莲、杏仁、棕榈子、黑大豆、酸枣仁、薤仁、樱桃核、樟梨子。

使用铜缸前，先检查是否干净，使用后不留残渣，如有特殊气味，更须洗净，以免串味或影响疗效。

二、计量工具的使用

中药计量工具主要是称重药物的衡器。计量工具准确与否，会直接影响药效。因此必须校准使用，才能符合药剂质量要求。调配处方应严格掌握分贴量误差在正负5%、总量正负2%的范围。

1. 戥秤（见图3—4）

在中药调剂工作中最常用的是戥秤（戥子）。中药门市部的配方一般使用250 g戥秤衡器。

（1）构造。戥秤是利用杠杆原理的一种不等臂秤器，由戥杆、戥铊、戥纽、戥盘、戥星组成。戥铊是力点，戥纽是支点，戥盘是重点。杆表面小点以指示分量，称为"戥星"。戥纽有两个，靠近戥铊的叫"里纽"，用以称较轻的物品，起始为零每一星点为1 g，以此类推。靠戥盘的纽叫"外纽"，起始为50 g，每一星点为2 g，以此类推至250 g。

（2）使用。使用戥秤前，先校验盘星，以确定戥杆平衡度，称量时以此平衡度为标准。左手握杆，右手拎纽，搁在左手中指第一节和虎口上，拇指向上，食指夹在戥杆上称量游铊时，中指拉铊，食指推铊，双手呈佛手的拳状，不能呈兰花指状。操作时，左手握杆，稳住铊线，右手抓药放入戥盘内，提起戥纽，目视戥星，左手将铊线在戥杆上移动至欲称量的指数位置上随即放开，当戥星的指数和戥杆取得平衡时，即是所称药物的重量。

2. 电子计价秤（见图3—5）

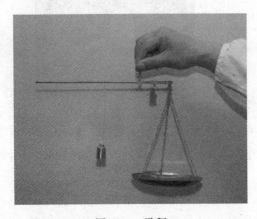

图3—4 戥秤

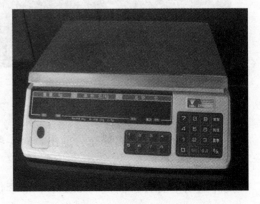

图3—5 电子计价秤

电子计价秤简称电子秤，为台式多功能称量器具，具有计量正确、灵敏、功能齐全，使用方便，易学易操作等优点。同时，有效地消除了人为误差，使之更符合法制计量管理，广泛应用于工业、商业及日常生活中，作为称量和计价工具。

（1）构造。电子计价秤的结构采用先进的单片微处理器和高精度传感器及高精度放大器，性能稳定可靠，显示采用红色超高亮度数码管或液晶显示器，具有零位自动跟踪、置零、去皮、重量、单价、金额运算、8种单价设定金额累加、总计、超载、超值报警、出错信息提示、电源交直流二用、直流电池自动充电、空机自动进入低功耗节能状态、数字电压表自测、低电压自动关机等功能。

（2）使用方法。置电子计价秤于平稳的平台上。使用前先将面板前的水平仪调整到中心位置，以确保秤的计量正确。

使用交流电源，打开电源开关，电子秤自检后，自动置零。在没有交流电的场合，工作窗口能显示直流工作电压。若电压不足，则需充电或更换电池，充电时同时可以使用。开机自检后，自动置零。

置零和去皮：当空秤显示不为零，或秤盘上放有皮重物需要清除时，可按"置零"或"去皮"键，重量窗显示为零。

称量：当重量窗显示为零，秤盘或皮重物上放上需称重量的物体时，重量窗就显示出物体的重量。

单价输入：先按"输入"键，然后按"数字"键和"小数点"键即可。键输入时金额与单价同步显示，如需改变输入的数字，可按"置零"键重新输入。

金额累加：第一件物体称重后，按"累加"键，能显示累加次数和累加金额。拿去第一件物体，称重第二件物体，再按"累加"键，又显示第二次的累加次数和累加金额。能反复累加和反复显示。如每件物体的单价不同，每次称重时都要输入每件物体的单价。

金额总计：按"总计"键，单价窗显示累加次数，金额窗显示总计金额。

累加清除：按"清除"键，清除累加的内容，才能恢复到初始称重状态。

由于电子秤生产厂商和规格、型号、功能的不同，使用方法也不同，具体按产品使用说明书操作。

3. 天平（见图3—6）

（1）构造。天平在中药调剂工作中使用得较少，一般采用"托盘天平"。它和前面两种秤不同，是等臂杠杆秤。秤梁以铝合金铸

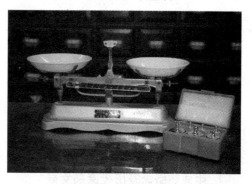

图3—6　天平

成，两个托盘一般用塑料制成，中央与两端各装钢制刀口一只，在绝对中间有个测验平衡的摆针，左右两旁托盘架附有连杆，其上端支架于秤梁的刀口处。由于秤梁与连杆链接的杠杆平行，标尺一般分5大格，每一大格又分10小格，可称0.1～10 g以内的的物品，并装有一个可以移动的"游码"，称量大时可在右边托盘上加"砝码"。

（2）使用。先将天平置于平稳的工作台上，检查天平摆针是否平衡，然后将物品放于左面的托盘中，再将游码在标尺上推移，当游码移到标尺数字平衡（看摆针）时，即物品的重量。如物品称量大时，则用砝码（一般放在右面的托盘中）来平衡，再加上标尺上的小数，即为物品的重量。

天平要比戥秤准确得多，但天平是等臂杠杆秤，使用时不能振动和摇摆，一定要放在平稳的工作台上，否则无法使用。

第4节 中成药基础知识

学习单元1 中成药的处方来源和组方特点

学习目标

➢了解中成药的概念
➢熟悉中成药的组方原则

知识要求

一、处方来源

中成药历史悠久，在张仲景的《伤寒杂病论》中载方314首，其中成药方就有50首。中成药品种历代都有增加，尤其是近几年来通过研究、试制出的新型制剂占有一定数量。它们的处方来源大致可归纳为：历代医药文献、经验方和新研制方三个方面。

1. 中成药概念及历代医药文献

中成药是在中医理论的指导下，选择疗效确切的处方，采用经过炮制合格的地道的中药材为原料，选用合适的剂型，成批生产以供医生或患者辨证使用的药物制剂。

从历代医药文献中选录的处方，在中成药中约占五分之二。

这类处方，多为医药学家对历史上长期用药经验或对当时用药经验的总结。它和该文献所处时代的医学水平，药物资源情况及作者医疗经验，用药知识有着密切联系。这类成药具有药味少，组成严密，针对性强，疗效高等特点，后世沿用数百年而不衰，与现代科学研究也颇吻合，见表3—5。可见中成药内容丰富，富有科学性。所以，了解传统中成药的源流衍化，有利于正本清源，深入进行探讨研究。

表 3—5 历代医药文献与中成药

文献记载	改变	现有品种示例
成药	不变	理中丸、六一散
汤剂	改变剂型	补中益气丸、四物合剂
汤剂	加减、改变剂型	杏苏二陈丸

2. 验方

所谓验方，是指历代文献中未经收载而民间流传很广的、有效的经验方。这类中成药约占五分之一，多出自地方名医、百姓或后世经营药店者所拟定，内容丰富，世代相传沿用，都有一定的基础。

3. 新研制方

近年来通过研究试制，经地方药政管理部门批准生产的一类中成药多属此类，其中有的效果良好，值得推广，有的还需要在应用中进一步观察、总结再加以肯定。目前使用的这类品种约占中成药的五分之二。这类中成药剂型都比较新颖，如片剂、颗粒剂、胶囊剂、滴丸、注射剂等。

文献方和经验方的中成药，都是以中医学理论为指导，其组方原则、功效、主治范围的论述比较统一。新研制方有一部分是按祖国医学理论和方法研制的；有的是按中医和西医两种理论综合论述的；有的完全是按现代医学术语命名的；还有的品种是采用中西药并用制剂，取中药与西药的复合作用。因此，在认识这类成药时，要结合具体情况，详细了解其组成及有关临床资料，才能正确地掌握和运用。

二、组方特点

1. 按配伍原则组方

来源于医药文献的中成药，是古人遵循祖国医学理论，按照"君、臣、佐、使"配伍原则组方的，它的组方法度严谨，结构合理。

2. 按现代科学组方

按现代科学组方的中成药，是根据药物化学成分、动物实验结果，或有关报道资料，经临床验证研制而成。这类中成药针对性强，常是治疗一种疾病的有效药物，对于已经确诊的患者，使用起来比较方便。对这类中成药的组方原则，应当根据药物的化学成分、药理作用等进行分析，结合中医理论解释。

中成药的处方来源广泛，但不外乎经方、验方和研制方三大类。其中来源于医学经典著作的和民间验方基本遵循方剂的组成原则"君、臣、佐、使"，学习这一类中成药时，还需掌握一些方剂学的基础知识和一些现代的药理知识。

 学习单元2　中成药的合理应用

 学习目标

➤了解中成药与汤剂、药引、化学药的配合应用
➤熟悉中成药与中成药的配合应用

 知识要求

由于中成药的配方组成是固定不变的，故每一品种都有其特定的功效和主治病症，即某一中成药是针对某一证候而设，或者说是对某一证候起主要治疗作用。但是，患者病后的临床表现是错综复杂的，即使是同一病症，由于患者的个体差异，其症状表现也不尽相同，况且还往往有兼症。因此，运用中成药治病，除了要辨证用药外，还必须根据患者的病情及中成药的性能，有选择地将中成药和其他剂型的药物配合在一起应用，这样可以对较复杂的病情予以全面照顾，同时又能获得更好的疗效。中成药的配伍形式，主要有以下几种。

一、中成药与汤剂的配伍应用

中成药与汤剂的配伍应用，其配伍形式主要有以下两种方式：

1. 中成药与汤剂同服

对于因含贵重药物或挥发性成分的作用，则不宜同饮片一起入煎，可以汤药送服或化服中成药。如治疗乙脑高烧、神昏、抽搐，以清瘟败毒饮（汤剂）配安宫牛黄丸或紫雪散

同服。

2. 中成药与饮片同煎

中成药与饮片同煎的目的主要是使中成药内服后尽快吸收起效，方法是将中成药的片剂或丸剂装入布袋入煎。

二、中成药与药引的配伍应用

药引又称引药，是根据中药的归经理论，引药入经，直达病所，提高药效，照顾兼症，扶助正气，调和药性，降低毒性，矫味矫臭，便于服用等有着重要作用。常用的药引有以下几种。

1. 食盐

食盐能引药入肾，适用于肾阴亏损之证。一般用量 1.5 g 左右。

2. 红糖

红糖有补血散寒、祛瘀之功效，常用于妇科血虚、血寒、产后恶露未尽、乳汁稀少等。一般用量 15～30 g，开水送服。

3. 蜂蜜

蜂蜜有补中缓急、润肺止咳、润肠通便的功效。适用于肺燥咳嗽、阴虚久咳、习惯性便秘等。用适量水送服。

4. 酒

酒性辛热，具通经活血、散寒作用，用于跌打损伤，风寒湿痹、腰腿肩臂疼痛等症。常用量约 15～20 mL。

5. 米汤

米汤富有营养，具有保护胃气作用，可防苦寒药伤胃。

6. 生姜

生姜有散寒、温胃、止呕等作用，用于风寒感冒、胃寒呕吐或脘腹冷痛等症。一般用量 5～8 片（9～12 g），水煎取汤，送服中成药。

7. 大枣加生姜

大枣加生姜可补益脾胃、增加食欲、促进药物吸收，从而提高临床疗效，适用于虚寒病人。

8. 葱白

葱白有通阳散寒作用，用于外感风寒，以葱白（连须）3～5 段，切碎煎汤送服。

中药药引为数众多，除上述外，尚有饴糖、冰糖、西瓜汁、梨汁、藕汁、芦根、薄荷、荆芥、苏叶等。

三、中成药与中成药的配合应用

中成药之间配伍应用也应基本符合"七情"配伍用药规律。如将两种功效相似的中成药同用治疗一种病症，以起到增强药效的协同作用，也就是"相须"配伍；而其中一种药物能明显抑制或消除另一种成药的偏性或毒副作用，这就是"相畏""相杀"配伍。

1. 相辅配伍

相辅配伍指将功效相近的中成药合用，以扩大治疗范围，或增强疗效的配伍方法。如因气血不足、心脾两虚致神经衰弱，又兼患血小板减少性紫癜，可选用归脾丸加十全大补丸等；治五更泄泻用四神丸加理中丸等。

2. 相须配伍

相须配伍指将功效不同的中成药合用，以满足同时治疗不同性质疾病需要的一种配伍。如外感暑湿、内伤饮食较重者，可用藿香正气丸加保和丸，既解暑和中、理气化湿，又消食导滞。

3. 相制配伍

相制配伍指将两种或两种以上的中成药合用，使彼此相互制约的一种配伍。如治肾虚腰痛的青娥丸，方中杜仲、补骨脂与胡桃肉，为补肝肾、温肾阳之品，然久用温补难免火升之弊，二肾虚腰痛又需长期服药方可治愈，因此，加服二至丸补肾阴，以纠温药之偏，可收到既补阳又不伤阴之效。

四、中成药与化学药的配合应用

中成药与化学药的配合应用，目前已经被广泛应用，但在应用时必须了解中成药和化学药各自的性能特点，才能降低中成药或化学药的毒性或不良反应，提高药物的功效。同时，应尽量避免中成药和化学药合用后所产生的不良反应，或降低药物作用的现象。

 学习单元 3　中成药使用注意事项

 学习目标

➤了解含毒性中药、化学药成分的中成药使用注意事项以及中成药联用的配伍禁忌

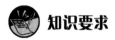 **知识要求**

一、含有毒性中药的中成药使用注意事项

对于含有毒性中药的中成药，使用时应注意：在医师的指导下，严格掌握适应证、用法用量、禁忌证及注意事项，不宜超量或连续长期服用。

1. 含乌头类的常用中成药

含乌头类的常用中成药有三七伤药片、小金丸、小活络丸、木瓜丸、风湿骨痛胶囊、正骨水、伤湿止痛膏狗皮膏等。

2. 含马钱子的常用中成药

含马钱子的常用中成药有九分散、山药丸、疏风定痛丸、疏络养肝丸、伤科七味片等。

3. 含蟾酥的常用中成药

含蟾酥的常用中成药有六神丸、六应丸、喉症丸等。

4. 含朱砂的常用中成药

含朱砂的常用中成药有朱砂安神丸、补心丸、磁朱丸、更衣丸、安宫牛黄丸等。

5. 含雷公藤的常用中成药

含雷公藤的常用中成药有雷公藤片等。

二、含化学药成分的中成药使用注意事项

对于含化学药成分的中成药，使用时应注意中成药中所含的化学药的成分，避免该化学药的不良反应，同时避免重复使用纯化学药，增加药物的不良反应。

1. 含安乃近、扑热息痛、阿司匹林等成分的抗感冒中成药

含安乃近、扑热息痛、阿司匹林等成分的抗感冒中成药有扑感片、重感冒灵片、速感康胶囊、速克感冒片、速感宁胶囊、维Ｃ银翘片、强力感冒片、感冒清片、感冒灵胶囊、感特灵胶囊、复方感冒灵片、金羚感冒片、银菊清解片、新复方大青叶片、抗感灵片等。

2. 含格列本脲成分的降糖中成药

含格列本脲成分的降糖中成药有消渴丸、消糖灵胶囊等。

3. 含盐酸麻黄碱成分的中成药

含盐酸麻黄碱成分的中成药有安嗽糖浆、苏菲咳糖浆、舒肺糖浆、散痰宁糖浆、天一止咳糖浆、咳痰清片、镇咳宁糖浆、消咳宁片等。

4. 含扑尔敏成分的五官科中成药

含扑尔敏成分的五官科中成药有鼻舒适片、鼻炎康片、康乐鼻炎片等。

三、中成药联用的配伍禁忌

1. 含"十八反""十九畏"的中成药

含巴豆与含牵牛子的中成药；含郁金与含丁香的中成药；含五灵脂与含人参的中成药；含三棱与含芒硝的中成药；含赤石脂与含肉桂的中成药；含草乌、川乌及附子与含白及、白蔹、半夏、川贝母、浙贝母、瓜蒌的中成药；含甘草与含甘遂、京大戟、海藻、芫花的中成药；含藜芦与含赤芍、白芍、北沙参、南沙参、丹参、党参、细辛、苦参、玄参的中成药不能同时使用。

2. 含毒性中药的中成药

几种含有有毒成分的中成药联合应用时，应注意有毒成分的"蓄积"，以免引起不良反应。

3. 功效不同的中成药

在临床应用中成药时，应严格注意药物的配伍禁忌，注意不同的药物之间或功效近似的药物之间联用所产生的正负两面效应，以便提高临床治疗效果。

4. 会产生拮抗作用的中成药

含麻黄的中成药与降血压、扩张冠脉的中成药联用时可产生拮抗作用。

 学习单元 4　非处方中成药

 学习目标

➤了解非处方中成药遴选原则
➤熟悉非处方中成药的分类

 知识要求

非处方药是指经国家药品监督管理局批准，不需医师处方消费者按药品说明书可自行购买和使用的药品。即消费者可依据自我掌握的医药知识，不需医师或其他医务人员的指导直接从药房或药店柜台甚至超市购买并使用。依据说明书或标签可以恰当地、安全地使用，这类药品多属于维持增进健康，缓解轻度不适，或治疗轻微病症的药品。

一、非处方中成药遴选原则

1. 应用安全

（1）根据古今资料和临床长期使用证明其安全性大。

（2）处方中无十八反、十九畏，不含毒、剧药物，不含麻醉、作用峻烈及可致严重不良反应的药物；重金属限量不超过国内或国际公认标准。

（3）按"使用说明书"规定的用法与剂量用药时，无明显不良反应。

（4）用药前后不需要特殊检查、诊断。

（5）不易引起依赖性，无"三致"（致癌、致畸、致突变）作用。

2. 疗效确切

（1）处方合理，功能主治明确，易于使用者根据自己症状选择。

（2）治疗期间不需经常调整剂量，不需医师辨证和检查。

（3）经常应用不会引起疗效降低或引起耐药性。

3. 质量稳定

（1）有完善的质量标准，质量可控。

（2）制剂稳定，在使用期限内，于一般储藏条件下，较长时间不会出现变质或影响疗效。

4. 使用方便

（1）外包装明确标出储藏条件、使用期限、生产批号和生产厂家。

（2）包装内有详细且通俗易懂的"药品说明书"，内容包括药品名称、药物组成、功能主治、用法用量、禁忌证、注意事项、不良反应以及可采取的预防措施、储藏方法、生产日期、生产厂家等。

（3）对成人、儿童等不同使用者，说明每日总剂量和每次分剂量，易于掌握，并写明注意事项。

（4）明确标示药物禁忌、饮食忌宜、妊娠禁忌等。

二、非处方中成药的分类

非处方中成药分为：内科用药、外科用药、骨伤科用药、妇科用药、儿科用药、皮肤科用药、五官科用药。

学习单元 5　中成药的剂型和特点

 学习目标

➤了解中成药的剂型和服用特点

 知识要求

一、中成药的剂型

中成药由中药材经过加工而制成。由于中药材品种繁多，药性各异，且多复方使用，药物之间的作用又十分复杂，加之临床需要各有不同，因此，必须加工成一定的剂型。

根据药物的性质、用药目的和给药途径，将原料药加工制成适合与医疗或预防应用的形式，称为剂型。目前，我国中成药常用剂型有 10 多种。

1. 丸剂

丸剂是指用药物的细粉或药物提取物，加以适宜的黏合剂或辅料制成的外表呈圆球形丸粒状的一种剂型，是中成药中最古老、最常用的剂型之一。丸粒在服用后，需一定时间才能在胃肠道崩解，逐渐被人体吸收，故产生疗效较慢，持续时间也较长。丸剂是由药材细粉加入黏合剂而制成，因黏合剂的种类不同又分为水丸、蜜丸、糊丸、蜡丸等。

2. 片剂

片剂是指用药物的细粉或药物提取物与适宜的赋形剂混合，经加工压制而成的片状剂型。

3. 颗粒剂

颗粒剂是指用药物的细粉或药物提取物加以适量辅料制成的干燥颗粒状或块状的内服制剂，可用开水冲服。颗粒剂是近二十年来在汤剂、散剂和糖浆剂的基础上发展起来的新剂型。

4. 合剂（口服液）

合剂是指将药物用水或其他溶剂，采用适宜方法提取，经浓缩制成的内服液体制剂。单剂量包装称为口服液。合剂是在汤剂的基础上发展起来的，是将汤剂进一步提取、精制、浓缩，使有效成分能较好地溶出，又有较为固定的工艺及质量控制标准，临床疗效可靠，剂量较汤剂小，可以成批生产。合剂在储存中易发霉变质，常加有适当的防腐剂。合剂是复方水性液体，成分较为复杂，储存时允许有轻微沉淀产生。

5. 胶囊剂

胶囊剂又称硬胶囊和软胶囊，是指将药物细粉或提取物装于两节嵌合的空心胶囊中，或将药物密封于球形或椭圆形的胶丸内的剂型。

6. 膏剂

膏剂是指将药物加水煎煮去渣浓缩后，或加糖或加蜜或加植物油等而成的稠厚呈流体状、半流体状制剂。膏剂因医疗要求和制作方法的不同，分为膏滋、药膏（软膏）和膏药（硬膏）三种。

二、各种剂型的特点

1. 丸剂的特点

丸剂在服用后，需一定时间才能在胃肠道崩解，逐渐被人体吸收，故产生疗效较慢，持续时间也较长。若从吸收和生效快慢、持续作用时间的长短来看，则是依水丸→蜜丸→糊丸→蜡丸的顺序，依次变缓慢而持久。

（1）溶散、释放药物缓慢。可延长药效，缓解毒性、刺激性，减弱不良反应。多用于治疗慢性疾病或病后调和气血者。

（2）服用方便。

（3）制法简便，适应范围广，如固体、半固体、液体药物均可制成丸剂。

（4）由于含原药材粉末较多，成品较难符合我国药品卫生标准。

（5）有些品种剂量大，儿童服用较困难。

（6）丸剂生产操作不当易影响溶散。

2. 片剂的特点

（1）剂量准确。因病人按片服用，而片内药物均匀，含量差异小。

（2）质量稳定。因是固体剂型，且某些易氧化变质或潮解的药物，可借助包衣或包合作用加以保护，水分、光线、空气对其影响较小。

（3）生产机械化、自动化程度高，产量大，成本低，药剂卫生易达标。

（4）服用、携带、储藏等较方便。

（5）品种丰富，能满足医疗、预防用药的不同需求。

（6）制备或储藏不当会影响片剂的崩解、吸收。

（7）某些中药片剂易引湿受潮；含挥发性成分的片剂，久储时其成分含量下降。

（8）片剂中药物的溶出度和生物利用度较胶囊剂、散剂稍差。

（9）儿童和昏迷病人不易吞服。

3. 颗粒剂的特点

（1）吸收较快，作用迅速。

（2）服用、携带、储藏、运输较方便。

（3）质量稳定，不易变质。

（4）包装和储藏不当易吸湿受潮。

4. 合剂的特点

（1）浓度高，用量少，便于服用、携带及储存。

（2）吸收较快，作用迅速，便于急性病用药。

（3）工艺复杂，制作成本高，价格较高。

5. 胶囊剂的特点

（1）外观光洁，美观，且可掩盖药物的不良气味，便于服用。

（2）与片剂、丸剂相比，在胃肠道中崩解快，吸收、显效也快。

（3）药物被装于胶囊中，与光线、空气和湿气隔离，稳定性增加。

（4）可制成不同释药速度和释药方式的制剂。

（5）药物的水溶液、稀乙醇液及刺激性较强、易溶性、易风化、易潮解的药物不宜制成胶囊剂。

6. 膏剂的特点

膏剂有内服、外用两种。

膏滋主要是内服剂，具有浓度高，体积小，保存性良好，便于服用等优点，适用于慢性病的防治。

药膏主要用于外科和皮肤科病患，具有滋润皮肤，防止干燥、皲裂和细菌侵入的作用。

膏药主要用于风湿性疾病、跌打损伤、疮疡肿毒，具有祛风散寒、舒筋活络、化瘀消痞、化腐生肌的作用。

 学习单元 6　中成药药品标识

 学习目标

➤能看懂中成药药品的标识

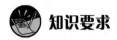 **知识要求**

一、药品批准文号

每种药品的每一规格发给一个批准文号。除经国家药品监督管理局批准的药品委托生产和异地加工外，同一药品不同生产企业发给不同的药品批准文号。

药品批准文号格式：国药准字＋1 位字母＋8 位数字。

试生产药品批准文号格式：国药试字＋1 位字母＋8 位数字。

化学药品使用字母"H"，中药使用字母"Z"，通过国家药品监督管理局整顿的保健药品使用字母"B"，生物制品使用字母"S"，体外化学诊断试剂使用字母"T"，药用辅料使用字母"F"，进口分包装药品使用字母"J"。

二、药品生产批号

药品生产批号是用于识别"批"的一组数字或字母加数字，可用于追溯和审查该批药品的生产历史。

三、药品有效期

药品有效期是指药品在一定的储存条件下，能够保证质量的期限。药品有效期应根据药品的稳定性不同，通过稳定性试验研究和留样观察，合理制定。

标明有效期的药品必须在规定期限内使用，超过有效期时，或作用降低或毒性增强，都不能继续使用。

四、标签或说明书

标签或说明书上必须注明药品的通用名称、成分、规格、数量、批准文号、生产批号、生产日期、有效期、注册商标、生产企业名称、主要成分、适应证或者功能主治、用法、用量、禁忌、不良反应、注意事项及储存条件等。

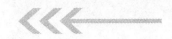

复习思考题

1. 中药材的产地加工常采用哪些方法？

2. 中药四气的确定依据是什么？

3. 炮炙时常用的液体辅料有哪些？各有什么作用？

4. 中药的配伍有哪些？中药的配伍禁忌有哪些？

5. 非处方中成药是按照什么原则进行遴选的？

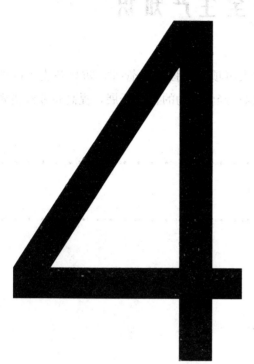

第 4 章

安全知识

第 1 节 安全生产知识

安全生产是每个企业一项带根本性的重大事项。加强安全管理，防止各类事故的发生，对保障国家财产和职工人身安全，保证医药经营活动的正常开展，提高企业经济效益等，都具有十分重要的意义。

 学习单元 1 安全生产的要求

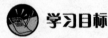 学习目标

➤了解安全生产的方针

➤熟悉安全生产的"五必须"和"五严禁"

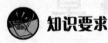 知识要求

一、安全生产的方针

我国《安全生产法》第三条明确规定安全生产管理坚持"安全第一、预防为主、综合治理"的方针。这是党和国家对安全生产工作的总体要求。

二、安全生产的"五必须"和"五严禁"

生产经营企业发生的生产安全事故，其原因虽然是多方面的，但归纳起来有以下三种：人的因素、物的因素、人与物的综合因素。因此，在安全生产中要做到五个必须和五个严禁。

1. 安全生产的"五必须"

必须遵守企业纪律和规章制度；必须经安全生产培训考核，合格后持证上岗；必须了解本岗位的危险危害因素；必须正确佩戴和使用劳动防护用品；必须严格遵守危险性作业的安全要求。

2. 安全生产的"五严禁"

严禁在禁火区域吸烟、动火；严禁在上岗前和工作时间饮酒；严禁擅自移动或拆除安全装置和安全标志；严禁擅自触摸与己无关的设备、设施；严禁在工作时间串岗、离岗、睡岗或嬉戏打闹。

 学习单元 2　安全事故处置方法和处理原则

 学习目标

➤ 熟悉安全事故处置方法和处理原则

 知识要求

一、处置方法

一旦发生伤亡事故，当事人或事故现场的有关人员应当做好以下几件事：

1. 及时采取自救、互救措施，紧急抢救受伤人员，减少人员伤亡和财产损失。

2. 立即如实向现场的安全生产管理人员或本企业负责人报告。

3. 如果发生重大事故，可以直接拨打 110、119 电话，也可以直接向政府安全生产监督管理部门报告。

二、处理原则

在处理事故时要实施"四不放过"的原则，即对发生的事故原因未查清不放过；事故责任者和群众没有受到教育不放过；没有落实防范措施不放过；事故责任人没有受到处罚不放过。

实施以上原则，是为了对发生的事故找出原因、惩前毖后、吸取教训、采取措施，防止事故再次发生。

第2节 防火、防爆知识

我国《消防法》在总则中规定："消防工作贯彻预防为主、防消结合的方针，按照政府统一领导、部门依法监管、单位全面负责、公民积极参与的原则。""预防为主、防消结合"的方针，科学准确地说明了"防"和"消"的关系，正确地反映了同火灾做斗争的基本规律。

 学习单元1　火灾的成因和爆炸的类型

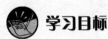 **学习目标**

➤了解火灾的成因和爆炸的类型及压力容器的概念

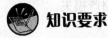 **知识要求**

一、引发火灾的主要原因

火灾发生的原因很多，通常可以分为以下三类。

1. 违章操作

由于人们缺乏防火知识，违反防火安全制度或操作规程而引起火灾，例如违章用火、违章用电、违章作业等。

2. 自燃

可燃物在没有外部火花、火焰等火源的情况下，因受热或自身发热并蓄热所产生的燃烧称作自燃。可燃物产生自燃的最低温度是该物质的自燃点。物质的自燃点越低，发生火灾的危险性越大。化学危险品的存放尤其要注意。

3. 纵火

纵火是指有目的、有意识地进行放火的行为，通常由敌对分子或犯罪分子所为。我们必须提高警惕，从制度和管理上加以防范。

二、爆炸的类型

爆炸分为三种类型，即核爆炸、物理爆炸和化学爆炸。爆炸具有极大的危害性和破坏性。消防工作所指的爆炸是物理爆炸和化学爆炸。

1. 物理爆炸

由于液体变成蒸气或者气体迅速膨胀，压力急速增加，并大大超过容器的极限压力而发生的爆炸，如蒸汽锅炉、液化气钢瓶等压力容器的爆炸。

2. 化学爆炸

因物质本身发生化学反应，产生大量气体和高温而发生的爆炸。可燃气体和粉尘与空气混合物的爆炸属于此类化学爆炸。在消防工作中，我们经常遇到的可燃性气体、蒸汽、粉尘、液滴与空气或其他氧化介质形成爆炸性混合物发生的爆炸，这是我们要注意的。

三、压力容器的概念

盛装气体或液体，承载一定压力的密封设备称作压力容器。最高工作压力≥1.0 MPa（表压），且压力与容积的乘积≥2.5 MPa·L的气体、液化气体和最高工作温度≥标准沸点的液体的固定式或移动式压力容器，都作为特种设备，必须按《特种设备安全监察条例》管理。

学习单元2　防火与灭火

学习目标

➤了解防火工作的基本措施
➤熟悉常用灭火剂和灭火方法

知识要求

一、防火工作的基本措施

1. 贯彻执行消防安全工作的有关规定

企业要成立安全工作领导小组，主要领导人为防火安全工作责任人，全面负责消防安全工作。

2. 建立健全防火安全管理制度和责任制

切实做到有章可循、有章必循、违章必究。层层落实责任到人，把防火工作纳入生产、经营活动之中，做到同计划、同布置、同落实、同检查、同总结、同评比。

3. 开展消防法制和防火宣传教育

普及防火知识，提高全民防火安全意识和法制观念，切实做好防火工作。

4. 加强防火安全管理工作

防火安全管理工作涉及生产、经营、储存、运输、装卸和使用等每一个环节，包括：烟头、火种、明火等火源的管理；易燃、易爆等化学危险物品以及压力容器的管理；安装、使用和维护电力线路、设备和电器等安全用电的管理；生产、经营和储运等场地使用、物品堆放和通道畅通等安全措施的管理。

5. 积极开展消防安全检查，及时消除安全隐患

消防安全检查要经常化和制度化，发现隐患要及时整改。一时解决不了的问题要有整改方案，落实责任人，并要采取临时安全措施，确保安全。

6. 建立义务消防队

企业要有一支"招之即来，来之能战，战之能胜"的义务消防队，负责企业日常消防器材的维护保养和使用，确保灭火工作的正常开展。

二、常用灭火方法

灭火的基本原理就是破坏燃烧条件（可燃物、助燃物和着火源），使燃烧中止。灭火的基本方法主要有以下四种。

1. 冷却灭火法

冷却灭火法是指：降低燃烧物质的温度至燃点以下，使燃烧停止。用水和二氧化碳灭火剂扑救火灾，其主要作用就是冷却灭火。

2. 窒息灭火法

窒息灭火法是指：减少或断绝燃烧物质所需要的助燃物，使燃烧停止。防止空气进入燃烧区，或用惰性气体稀释空气中的含氧量；采用石棉布、湿棉被覆盖燃烧物；用锅盖盖油锅灭火等都是窒息灭火法。

3. 隔离灭火法

隔离灭火法是指：将燃烧物体四周的可燃物质隔离或疏散开，使燃烧停止。拆除与起火部位相毗连的易燃建筑结构；隔断可燃气体、液体进入燃烧区；将易燃易爆物品从燃烧区转移到安全区域等都是隔离灭火法。

4. 抑制灭火法

抑制灭火法是指：将足够的化学灭火剂喷入燃烧区，参与化学反应，使燃烧反应停止。干粉灭火机灭火就是采用抑制灭火法。

三、常用灭火剂

能有效破坏燃烧条件，使燃烧终止的物质称为灭火剂，常用的有以下五种。

1. 水

水能迅速冷却燃烧物，断绝空气，使燃烧窒息。水是应用最广的灭火剂，但绝不能用于电气火灾、油类火灾、易燃易爆的化学危险品、熔化的铁水、钢水、灼热的金属和矿渣等火灾，以及精密仪器设备和贵重文件档案。

2. 沙土

沙土能覆盖火焰，使燃烧物与空气隔绝，达到灭火的效果。沙土是经济而实用的灭火剂。

3. 化学泡沫

泡沫灭火剂是扑救易燃物和可燃液体最经济、最有效的灭火剂。但泡沫内含有水分，同水一样，不能用于扑救忌水物质和带电物体的火灾。

4. 二氧化碳

二氧化碳灭火剂适用于扑救电气设备、精密仪器和档案资料，以及小范围的油类、气体和不能用水扑救的物质的火灾。但不能扑救与二氧化碳发生反应的化学物质的火灾。

5. 干粉

干粉灭火剂适用于扑救电气火灾、易燃液体和可燃气体，以及有些不宜用水扑救的火灾。精密仪器、有粉尘爆炸危险的场所不宜使用干粉灭火机。

四、火场中的紧急避险

在火场中要熟记紧急逃生的路线。浓烟中逃生，要用湿毛巾捂住嘴和鼻子，避免一氧化碳中毒，并弯腰行走。在楼上的人员可用牢固的绳子，一头扎在固定的物体上，沿绳子滑下逃生。

第3节　安全用电知识

 学习单元1　用电事故的原因

 学习目标

➤了解用电事故的原因

 知识要求

一、电气线路或电气设备短路

由于各种原因使电气线路相连或相碰，造成电阻突然减小和电流突然增大的现象叫短路。短路时瞬间放热量极大，产生的电火花能使金属熔化，绝缘烧毁，造成电气线路或电器设备事故，可引起周围易燃、可燃物燃烧引发火灾。

二、电气线路或电气设备超负荷

导线或设备通过的电流超过安全的额定电流，称为过载或超负荷。超负荷运行会导致电线、电气设备温度急剧上升，使绝缘烧毁，设备损坏，引起短路火灾事故。

三、接触电阻过大发热

导线与导线、导线与用电设备连接时，接触面上形成的电阻越小越好。阻值越大，接触部位发热更大，接触不好产生火花或电弧，能使金属变色熔化，绝缘烧毁而引起火灾。

四、电磁感应的涡流发热

在闭合电路中，有电场就有磁场。密集的电源线圈构成的电磁场会产生涡流，涡流急剧发热，会引起线圈、电器等烧毁，造成导线或周边可燃气体或可燃物品起火。

学习单元 2　安全用电措施

 学习目标

➤熟悉安全用电注意事项及触电的现场急救措施

 知识要求

一、安全用电注意事项

1. 凡安装电气线路和电器设备，应由持证的电工严格遵照电气安装技术规范操作施工，非电工不准拆装、修理电气设备和用具。

2. 未经供电和安全部门许可，不准随意增加大功率用电设备，不准私拉乱接电气设备。

3. 使用大功率电器设备，应严格按规程进行操作。未经许可，不准私用电加热设备和灯泡取暖。

4. 电气线路和电气设备必须保持完好，不能"带病"运行。发现故障，应立即请电工检修。

5. 任何人不准玩弄电器设备和开关，不用湿手或湿布擦拭灯头、开关和插座等。

6. 不要乱拉电线，尤其是在一个接线板上插上多台用电设备，使电线超负荷，极易酿成事故。

7. 电气设备的电源线中间不得有接头，也不要在地面上拖拉，以免磨损。如果导线被物体压住，不要硬拉，防止将导线拉断。

8. 移动打粉机、电风扇、照明灯等电气设备时，必须要切断电源。使用移动电气设备时，人不要离开，要养成人走断电的好习惯。

二、触电的现场急救措施

万一有人发生了触电事故，应及时采取以下现场急救措施。

1. 迅速解脱电源

当带电的电线触及人体引起触电时，可用绝缘的物体（如木棒、竹竿、橡皮手套等）将电线移开，使触电人脱离电源。也可用绝缘工具（如带有绝缘柄的电工钳、木柄斧头等）切断电源。此时，要采取相应的保护措施，防止触电人自行倒地，造成意外伤害。

2. 检查和判断

脱离电源的触电人最好交给医务人员进行处理。如果现场没有医务人员，应将触电人迅速转移到通风、干燥的地方，使其仰卧，将上衣与裤带放松。检查触电人有无呼吸，颈动脉和股动脉有否跳动，瞳孔是否扩大，判断触电人症状。

3. 依据症状，分别处理

（1）触电人神志清醒，呼吸、心跳尚在时，应让触电人就地安静休息，减轻心脏负担，加快恢复。情况严重时，应及时送医院治疗。

（2）触电人呼吸、心跳尚在，但神志昏迷时，应将触电人仰卧，保持空气流通，并注意保暖。除了严密观察以外，要做好急救的准备工作，并立即通知或送往医院进行急救。

（3）触电人处于假死状态，应首先向医院告急求救。同时，分别采取相应措施：心跳停止的，采用体外人工心脏按压法；呼吸停止的，采用口对口的人工呼吸法；心跳、呼吸全部停止的，则同时采用体外人工心脏按压法和口对口的人工呼吸法，直至将触电人移交给医务人员为止。

复习思考题

1. 安全生产的"五必须"和"五严禁"具体指什么？
2. 简述安全事故处置方法和处理原则。
3. 火灾的成因有哪些？
4. 简述防火工作的基本措施。
5. 用电事故常有哪些原因引起？

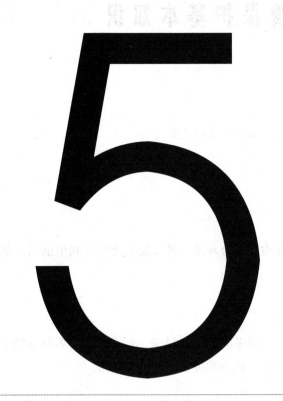

第 5 章

环境保护

第1节 环境保护基本知识

 学习目标

➤ 了解环境保护的基本知识及环境污染对人体健康的危害

 知识要求

一、环境的定义

环境是指人类的生存环境，包括自然环境和社会环境。环境是人类生产和生活活动场所，是人类生存和发展的物质基础。

二、环境学的性质与任务

环境学是介于自然科学、技术科学、社会科学间的边缘科学，是一门涉及多科学的学科。其任务是研究人类环境系统的发生和发展、调节和控制、改造和利用。

三、环境问题

环境问题是指由于环境质量恶化而产生的不利于人类生存和发展的客观问题。根据引起环境恶化的原因，环境问题可分为原生环境问题和次生环境问题。

1. 原生环境问题是由自然界本身运动或受人类活动影响而引起的，如地震、海啸、台风、干旱、水涝等自然灾害。

2. 次生环境问题是人类不适当的生产和消费而引起的环境污染和生态环境的破坏。

环境污染，如大气、水体、土壤、生物、放射性等污染以及噪声、振动、电辐射等干扰。

当前现状是环境污染十分严重：雾霾天气呈现频发性、全国性态势，正越来越严重。全国地下水环境质量检测点位中，水质优良的仅占 10.4%，较差的为 43.9%，极差的为 15.7%；地下水超采严重，饮用水安全堪忧。全国超三成国土面积现土壤侵蚀，部分地区土壤污染严重，全国土壤总的点位超标率为 16.1%。

生态环境破坏，如森林破坏、草原退化、水热平衡失调、沙漠化、盐碱化、水土流失、物种灭绝等。

当前现状是生态系统退化严重：全国 80％ 左右草原出现不同程度的退化，水土流失面积占国土总面积的 37％，沙化土地占国土总面积的 18％。

因此，国家环保部表示，将着力打好"三大战役"：大气污染防治、水污染防治、土壤污染防治，要用铁规、铁腕来强化污染治理。

四、环境污染对人体健康的危害

1. 急性危害

污染物在短期内浓度很高，对人和环境造成急性危害。例如，工厂发生有毒气体或液体泄漏事故，造成工人和周边人群的急性中毒。

2. 慢性危害

人体长期连续地吸入小剂量或低浓度的污染物质，导致慢性中毒。例如，二氧化硫、氮氧化物、粉飘尘等，即使浓度很低也会刺激呼吸系统，诱发呼吸道的各种炎症。

3. 致畸作用

环境污染对人体遗传的危害，主要表现在致突变和致畸作用。例如，环境污染物在母体怀孕期间影响胚胎发育和器官分化，使子代出现先天性畸形。

4. 致癌作用

环境中致癌因素很多。例如，长期接触或吸入放射性物质会引起白血病、肺癌等，经常吸入苯的挥发性气体会诱发肺癌、鼻咽癌，经常食用黄曲霉素等被污染食物会诱发食道癌、胃癌、肝癌、肠癌等。

第 2 节　环境污染的防治

 学习单元 1　大气污染和防治

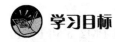 **学习目标**

➢了解大气污染的危害及综合防治措施

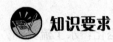 **知识要求**

一、大气污染的种类及危害

大气污染物可以分为气态的有害气体和固体状的粉尘（也称颗粒物），或是两种形态的混合存在。

1. 粉尘

粉尘的颗粒物直径大于 10 μm 称为降尘，直径小于 10 μm 称为飘尘，悬浮在大气中的直径小于等于 2.5 μm 的微小颗粒物就叫 PM2.5。PM2.5 颗粒一遇到水气，体积就会迅速膨胀，甚至膨胀 8 倍以上，形成灰蒙蒙一片的雾霾。由于气象条件因素，雾霾在大气层中久久不易散去，时间能长达一星期之久。

PM2.5 影响人体健康表现在：一是进入肺部，会引起局部氧化应激和炎性反应，损伤呼吸道，引起肺功能降低和呼吸系统症状；二是进入血液循环，会改变循环系统的氧化应激状态和炎症水平，造成全身性炎症反应；三是会进一步导致人体血液的高凝血状态、血管内皮细胞功能紊乱、心血管的神经调节功能紊乱等，对人体的心血管系统、神经系统等产生直接的毒害作用；四是损伤人体的组织细胞和遗传物质，引起细胞增殖和分裂紊乱，导致细胞癌变。

2. 有害气体

污染的大气中含有多种有害气体，如一氧化碳、氮氧化物、碳氢化合物、氯气、气化氢、氟化物、氯化烃等。当有害气体经呼吸道或皮肤侵入肌体及血液中时，便会引发气管炎、哮喘、皮肤过敏；在高浓度吸入下，造成急性中毒，甚至危及生命。

二、大气污染的综合防治

2013 年，全国平均雾霾天数为 52 年来之最，"沾霾"成为全社会关注的焦点。2014 年《政府工作报告》中，有 29 个省份涉及空气污染治理内容。大气污染综合防治的重要性及强度前所未有，而且都有非常明确和具体的目标。

经专家研究分析，PM2.5 来源是燃煤、燃油的工业污染，飞机、机动车的交通污染，建筑工地、道路、堆场的扬尘污染；秸秆等生物质燃烧等直接排放的一次微小颗粒物；二氧化硫、氮氧化合物、挥发性有机物等气态污染物，经过复杂化学反应在大气中形成的二次微小颗粒物。

国务院常务会议强调：要以雾霾频发的特大城市和区域为重点，以 PM2.5 和 PM10 治理为突破口，抓住能源结构、尾气排放和扬尘等关键环节，不断推出有利于标本兼治、带动全局的配套政策措施，在大气污染防治中下大力、出真招、见实效，消除人民群众"心肺之患"。要加快调整能源结构，发挥价格、税收、补贴等的激励和导向作用，实施大气污染防治责任考核。

总之，大气污染物来源广泛，成因复杂，危害严重，治理困难。治理大气污染必须人人有责。

三、中药加工中对大气污染的防范

1. 控制中药加工中污染物总量和浓度，达标后方能排放。

2. 改进生产工艺，实行清洁生产。来自种植物的原料含有大量泥土和杂质，必须清洗干净，生产出洁净的饮片。

3. 中药打粉车间装置专业除尘设备，防止粉尘飞扬。直接服用的中药粉剂，应在净化车间生产。

4. 中药切制车间内装置除尘设备，防止二氧化硅粉尘飞扬。空气中二氧化硅含量不得超过 10 mg/m³。

5. 中药炒制车间装置除烟尘设备，防止药物炒制过程中产生的烟尘散发。

6. 所有涉及尘灰的中药制药操作工必须佩戴防尘口罩。

 学习单元 2 水体污染和防治

 学习目标

➢ 了解水体污染的危害和综合防治方法

 知识要求

一、水体污染的种类及危害

造成水体污染的因素是多方面的，但主要是人类的生产和生活活动所产生的污水排入江河，形成地表径流或渗入地下所造成的。污水的来源主要有三个方面。

1. 工业污水

工业企业生产的产品不同，产生的污水也不同，如冶金、建材、化工企业产生的无机污水，食品、制革、石化企业产生的有机污水，制药、造纸、合成橡胶企业产生的有机和无机双重污水。

2. 农业污水

在当代农业中农业用水面积广，用水量大。大量使用的化肥、农药、杀虫剂等化合物并不能被农作物所吸收，其中大部分随灌溉中的用水、雨水、融雪等形成地表径流或渗入地下，污染了江河、湖泊和地下水。

3. 生活污水

人类日常生活用水产生各种污水的混合液，其中含有来自人类粪便的病原细菌和病毒、洗涤剂以及过量的氮和磷化合物。

二、水体污染的综合防治

防止水体污染的措施主要有以下几种：

1. 采用无污染或少污染的生产工艺。

2. 节约用水，提高水的重复利用率。

3. 尽量分离废水中的原料、成品和半成品。

三、中药饮片生产企业常用的污水处理方法

1. 沉淀法

根据水和悬浮固态物质密度不同，在沉淀装置中将悬浮固体物分离。

2. 过滤法

将污水通过过滤装置，如无阀滤池或真空过滤机等设备，分离悬浮固体物。

3. 浮选法

将压缩空气鼓入污泥中，使污水中的乳状油及低密度悬浮物黏附于气泡上，形成浮渣而除去。

4. 好氧处理法

利用好氧微生物在有氧环境下，把污水中的有机物分解为简单的无机物。好氧处理法有活性污泥法、氧化塘法，中药饮片生产过程中主要采用活性污泥法。

5. 化学处理方法

在污水中加入氢氧化钠等化学试剂，以达到酸碱平衡。

学习单元3　噪声的污染和防治

 学习目标

➤ 了解噪声污染的危害及综合防治方法

 知识要求

一、噪声的分类

噪声有自然噪声和人为噪声。非人类活动产生的噪声，如地震、山崩、泥石流、火山爆发等地质地貌作用产生的地声、水声、雷声、空气声、潮汐声等自然界产生的噪声称为自然噪声。人类在生产生活过程中产生的噪声，如工业噪声、交通噪声、建筑施工噪声、社会生活噪声等人为造成的噪声称为人为噪声。

二、噪声对人体的危害

噪声对人体的危害是多方面的，噪声会损伤听力，噪声达 60 dB 时严重影响睡眠，长期在噪声环境下会引起人的神经衰弱，消化系统功能紊乱，心血管活动无规律，特别是可能导致儿童智力下降。

三、噪声污染的综合防治

目前，我国制定的噪声标准主要有听力保护标准、机动车噪声标准和城市环境标准等三类标准。环境噪声标准是控制噪声的基本依据，该标准规定有噪声应控制在 65 dB 以下，超过 85 dB 应装有消声装置。

中药饮片切制、轧制、打粉加工过程中，机械噪声一般都超过 85 dB，机械设备应装有避震装置，以减少噪声强度。操作人员可佩戴耳塞等避声用具，并且 8 h 工作允许噪声维持 85 dB，4 h 工作允许噪声维持 88 dB，2 h 工作允许噪声维持 91 dB，1 h 工作允许噪声维持 94 dB。

学习单元 4 固体废弃物污染和防治

 学习目标

➢了解固体废弃物对环境的危害及综合防治方法

 知识要求

一、固体废弃物的定义

固体废弃物是指在社会生产、流通、消费等活动中产生的，在一定时间和地点内无法利用的污染环境的固态或半固态的废弃物质。

二、固体废弃物对环境的危害

固体废弃物会严重污染土壤，杀灭土壤中的微生物，使土壤渣化等；污染水体使水质下降；污染大气影响空气质量。例如，塑料袋、一次性饭盒的白色污染，废电池污染等。

三、固体废弃物的综合防治

固体废弃物的无害化处理一般有焚烧、堆肥化、卫生填埋、沼气发酵、高温分解五种技术方法。对于危险废弃物应按《中华人民共和国固体废物污染防治法》中危险废弃物管理的有关规定进行规范管理。

 学习单元 5 重金属和农药污染的防治

 学习目标

➢了解中药材的重金属和农药含量超标的危害以及中药加工中对重金属和农药污染的防范

➢熟悉国家有关重金属限量和农药残留量等标准

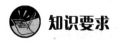 **知识要求**

一、中药材被污染的原因

中药材的品种繁多，产地广泛，分别来源于植物、动物、矿物等。其中较大部分植物属于栽培作物，自然环境中本身含有有害物质，造成中药材被污染。

因水、空气、土壤、气候等自然环境因素的不同，造成中药材作物的质地差异。种植者为盲目追求利润，无视自然条件是否适宜药用植物的种植和土壤应轮换耕作的要求，为促使植物快速生长，超量使用质差的有机、无机的农药、化肥，造成中药材被污染。

二、中药材的重金属和农药含量超标的危害

重金属和农药含量超标会影响药物的疗效，造成人体中的铅、汞、砷及有机磷在血液内的浓度增高，进而引起人的记忆力衰退、心血管动脉硬化、肾排泄功能减弱、胃肠道中毒等，危害人体健康，甚至危及人的生命安全。

三、国家关于重金属限量和农药残留量等标准

《中国药典》收载的除矿物、动物、海洋类以外的中药材和饮片重金属及有害元素限量等标准见表5—1、表5—2和表5—3。

表5—1　　　　　　　　　　　重金属及有害元素限量标准

重金属及有害元素	限量标准/mg·kg
铅	$\leqslant 10$
镉	$\leqslant 1$
砷	$\leqslant 5$
汞	$\leqslant 1$
铜	$\leqslant 20$

表5—2　　　　　　　　　　　农药残留量限量标准

人参、西洋参药材及其饮片	农药残留量限量标准/mg·kg
总六六六（α-BHC、β-BHC、γ-BHC、δ-BHC之和）	$\leqslant 0.2$
总滴滴涕（pp'-DDE、pp'-DDD、op'-DDT、pp'-DDT之和）	$\leqslant 0.2$
五氯硝基苯	$\leqslant 0.1$
六氯苯	$\leqslant 0.1$

人参、西洋参药材及其饮片	农药残留量限量标准/mg·kg
七氯（七氯、环氧七氯之和）	$\leqslant 0.05$
艾氏剂	$\leqslant 0.05$
氯丹（顺式氯丹、反式氯丹、氧化氯丹之和）	$\leqslant 0.1$

表5—3　　　　　　　　　　二氧化硫残留限量标准

中药形态或种类	亚硫酸盐（以二氧化硫计）残留限量标准/mg·kg
中药材及饮片	$\leqslant 150$
山药、牛膝、粉葛、天冬、天麻、天花粉、白芨、白芍、白术、党参	$\leqslant 400$

《中国药典》收载的柏子仁、莲子、使君子、槟榔、麦芽、肉豆蔻、决明子、远志、薏苡仁、大枣、地龙、蜈蚣、水蛭、全蝎14味药材及其饮片的黄曲霉毒素限量标准见表5—4。

表5—4　　　　　　　　　　黄曲霉毒素限量标准

黄曲霉素种类	限量标准/μg·kg
黄曲霉毒素 B_1	$\leqslant 5$
黄曲霉毒素 G_2、黄曲霉毒素 G_1、黄曲霉毒素 B_2 总量	$\leqslant 10$

四、中药加工中对重金属和农药污染的防范

第一，中药材加工必须规范进行生产，除剔去非药用部分外，对原药材的清洗、浸润尤为重要，应该洗净、浸润的药材一定要按照工艺要求操作。洗净与浸润能减少重金属和农药对中药的污染，从而保证药品的质量。

第二，在中药饮片加工时，特别要防止生产容器和环境对中药材的污染。

第三，改变落后的中药加工方式，逐步采用现代化、绿色环保的新技术来替代硫黄熏蒸中药材，使企业走向规模化和产业化。

复习思考题

1. 常见的环境问题有哪些？
2. 简述环境污染对人体健康的危害。
3. 简述大气污染的种类及危害。
4. 中药加工时怎样控制对大气的污染？
5. 中药饮片生产企业常用的污水处理方法有哪些？

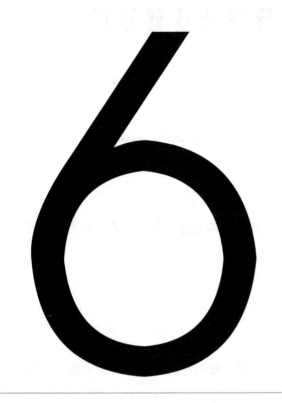

第6章

中药零售企业的药政管理

第1节 药品管理法基础知识

 学习单元1 药品管理法概述

 学习目标

➢熟悉《药品管理法》立法宗旨、调整范围、药品监督管理体制的主要内容，并能正确执行相关规定

 知识要求

一、实施日期

《药品管理法》是调整药品研制、生产、经营、使用和药品管理过程中所发生的社会关系的法律规范。

《药品管理法》于1984年9月20日第六届全国人民代表大会常务委员会第七次会议通过，2001年2月28日第九届全国人民代表大会常务委员会第二十次会议修订，自2001年12月1日起施行。2002年8月4日，中华人民共和国国务院令（第360号）公布了《中华人民共和国药品管理法实施条例》。

二、《药品管理法》的立法宗旨

《药品管理法》的立法宗旨是加强对药品的监督管理，保证药品质量，保障人体用药安全，维护人民身体健康和用药的合法权益。

药品是与人们的健康和生命密切相关的特殊商品，必须采取强制性手段监督管理，加强药品监督管理这一目的贯穿于整部《药品管理法》。保证药品质量是《药品管理法》的核心问题。药品的质量特性主要有安全性、有效性、稳定性、均一性和经济性。药品只有具备了这些特性，才能满足人们防病治病、康复保健的需求。药品立法就是对药品研制、生产、经营和使用全过程进行监督管理，以保证药品质量，保障人们用药安全，其根本目

的是保护人民健康。要求用药安全是消费者的合法权益，用药安全与否直接涉及人们的健康。只有通过完善法律制度和规范，才能有效地保护人民的身体健康和用药安全的合法权益。

三、《药品管理法》的调整范围

《药品管理法》的调整范围是：在中华人民共和国境内从事药品的研制、生产、经营、使用和监督管理的单位或个人。凡在我国境内从事药品的研制、生产、经营、使用和监督管理的单位或个人，无论是中国企业还是中外合资企业、合作企业、外资企业，无论是中国人还是外国人，都必须遵守本法。

四、药品监督管理体制和职责

1. 药品监督管理部门

国务院药品监督管理部门主管全国药品监督管理工作。国务院有关部门在各自的职责范围内负责与药品有关的监督管理工作。省、自治区、直辖市人民政府药品监督管理部门负责本行政区域内的药品监督管理工作。省、自治区、直辖市人民政府有关部门在各自的职责范围内负责与药品有关的监督管理工作。

国务院药品监督管理部门是国家食品药品监督管理总局。食品药品监督管理部门主管药品监督管理工作，主要职责是对药品研制、生产、经营和使用全过程实行行政监督和技术监督管理。

2. 药品检验机构及法定职责

药品监督管理部门设置或者确定的药品检验机构，承担依法实施药品审批和药品质量监督检查所需的药品检验工作。我国药品检验机构分为两类：一类是药品监督管理部门设置的，为直属机构；另一类是由药品监督管理部门确定的，是独立于行政部门之外的中介机构。药品检验机构的法定职责是承担依法实施药品审批和药品质量监督检查所需的药品检验工作。

3. 行业管理

国务院药品监督管理部门应当配合国务院经济综合主管部门，执行国家制定的药品行业发展规划和产业政策。国务院经济综合主管部门履行政府对医药行业的管理职能，实施国家制定的药品行业发展规划和产业政策。

学习单元 2 药品经营企业的管理

学习目标

➤掌握《药品管理法》有关药品经营企业管理的主要内容，并能正确执行相关规定

知识要求

一、开办药品零售企业的必经程序

开办药品零售企业，申办人应当向拟办企业所在地设区的市级药品监督管理机构或者省、自治区、直辖市人民政府药品监督管理部门直接设置的县级药品监督管理机构提出申请。受理申请的药品监督管理机构应当自收到申请之日起 30 个工作日内，依据国务院药品监督管理部门的规定，结合当地常住人口数量、地域、交通状况和实际需要进行审查，做出是否同意筹建的决定。申办人完成拟办企业筹建后，应当向原审批机构申请验收。原审批机构应当自收到申请之日起 15 个工作日内，依据《药品管理法》第 15 条规定的开办条件组织验收；符合条件的，发给药品经营许可证。申办人凭药品经营许可证到工商行政管理部门依法办理登记注册。

药品经营企业变更药品经营许可证许可事项的，应当在许可事项发生变更 30 日前，向原发证机关申请药品经营许可证变更登记。

药品经营许可证有效期为 5 年。有效期届满，需要继续经营药品的，持证企业应当在许可证有效期届满前 6 个月，按照国务院药品监督管理部门的规定申请换发药品经营许可证。

二、开办药品零售企业的必备条件

1. 具有依法经过资格认定的药学技术人员。

2. 具有与所经营药品相适应的营业场所、设备、仓储设施、卫生环境。

3. 具有与所经营药品相适应的质量管理机构或者人员。

4. 具有保证所经营药品质量的规章制度。

以上从四个方面原则性规定了开办药品经营企业的条件，其中"依法经过资格认定"的药学技术人员是指依照国家有关规定，取得执业药师资格，具有药品经营所需的专业技

术知识的人员。

执业药师是指经全国统一考试合格，取得《执业药师资格证书》并经注册登记，在药品生产、经营、使用单位中执业的药学技术人员。执业药师是保障人民用药安全、有效不可缺少的药学技术力量，是关系公众生命健康的特殊职业。对从事关键药学技术业务的药学技术人员依法实行职业准入控制是世界各国普遍施行的制度，是保障人民用药安全、有效的必要手段。目前，我国执业药师管理体系已基本建立，执业药师管理政策不断完善，执业药师逐步得到社会的认同，地位不断提高，队伍不断壮大，为人民防病治病、康复保健发挥着重要作用。

随着我国处方药与非处方药分类管理制度的实施，为了加强管理，国家规定经营处方药、甲类非处方药的药品零售企业，应当配备执业药师或者其他依法经资格认定的药学技术人员。经营乙类非处方药的药品零售企业，应当配备经设区的市级药品监督管理机构或者省、自治区、直辖市人民政府药品监督管理部门直接设置的县级药品监督管理机构组织考核合格的业务人员。2000年，国家劳动部明确规定，医药商品购销员、中药购销员、中药调剂员必须经国家职业技能鉴定，取得职业资格证书后持证上岗。

三、药品零售企业的《药品经营质量管理规范》认证

《药品经营质量管理规范》的英文全称是 Good Supply Practice，英文缩写为 GSP，意为良好的供应规范。2001年2月28日新修订的《药品管理法》第16条明确规定，药品经营企业必须按照国务院药品监督管理部门制定的《药品经营质量管理规范》经营药品，这为经营企业实施 GSP 奠定了法律基础。省、自治区、直辖市人民政府药品监督管理部门负责组织药品经营企业的《药品经营质量管理规范》认证工作，药品监督管理部门按照规定对药品零售企业是否符合 GSP 的要求进行认证，对认证合格的颁发认证证书。

《药品经营质量管理规范》规定，药品经营企业应在药品的购进、储运和销售等环节实行质量管理，建立包括组织结构、职责制度、过程管理和设施设备等方面的质量体系，并使之有效运行。GSP 是药品经营质量管理的基本准则，适用于中华人民共和国境内经营药品的专营或兼营企业。

四、药品零售企业销售药品的规定

1. 陈列与储存

在零售店堂内陈列药品的质量和包装应符合规定。药品应按剂型或用途以及储存要求分类陈列和储存。

（1）药品与非药品、内服药与外用药应分开存放，易串味的药品与一般药品应分开

存放。

（2）药品应根据其温湿度要求，按照规定的储存条件存放。

（3）处方药与非处方药应分柜摆放。

（4）特殊管理的药品应按照国家的有关规定存放。

（5）危险品不应陈列。如因需要必须陈列时，只能陈列代用品或空包装。危险品的储存应按国家有关规定管理和存放。

（6）拆零药品应集中存放于拆零专柜，并保留原包装的标签。

（7）中药饮片装斗前应作质量复核，不得错斗、串斗，防止混药。饮片斗前应写正名正字。

（8）陈列药品的货柜及橱窗应保持清洁和卫生，防止人为污染药品。

（9）陈列药品应按品种、规格、剂型或用途分类整齐摆放，类别标签应放置准确、字迹清晰。

（10）对陈列的药品应按月进行检查，发现质量问题要及时处理。

2. 销售与服务

销售药品要严格遵守有关法律法规和制度，正确介绍药品的性能、用途、禁忌及注意事项。

（1）营业时间内，应有执业药师或药师在岗，并佩戴标明姓名、执业药师或其技术职称等内容的胸卡。

（2）销售药品时，应由执业药师或药师对处方进行审核并签字后，方可依据处方调配、销售药品。无医师开具的处方不得销售处方药。对处方所列药品不得擅自更改或代用。对有配伍禁忌或超剂量的处方，应当拒绝调配、销售，必要时，需经原开处方的医生更正或重新签字方可调配和销售。审核、调配或销售人员均应在处方上签字或盖章，处方按有关规定保存备查。

（3）处方药不应采用开架自选的销售方式。

（4）非处方药可不凭处方出售。但如顾客要求，执业药师或药师应负责对药品的购买和使用进行指导。

（5）药品销售不得采用有奖销售、附赠药品或礼品销售等方式。

（6）药品拆零销售使用的工具、包装袋应清洁和卫生，出售时应在药袋上写明药品名称、规格、用法、用量、有效期等内容。

（7）销售特殊管理的药品，应严格按照国家有关规定，凭盖有医疗单位公章的医生处方限量供应，销售及复核人员均应在处方上签字或盖章，处方保存两年。

（8）销售的中药饮片应符合炮制规范，并做到计量准确。

（9）在营业店堂内进行的广告宣传，应符合国家有关规定。

企业应在零售场所内提供咨询服务，指导顾客安全、合理用药。企业还应在营业店堂明示服务公约，设置意见簿和公布监督电话，对顾客反映的药品质量问题，应认真对待、详细记录、及时处理。

五、药品零售企业购销药品的购销记录

药品零售企业购销药品必须有真实完整的购销记录。

购销记录的基本含义是：依据《药品管理法》要求的经营企业在买卖药品时所做的便于查阅的记录。

购销记录的基本要求是：应真实完整记录，不得弄虚作假、胡编乱造，违者将承担法律责任。

购销记录的内容是：药品通用名称、剂型、规格、批号、批准文号、有效期、生产厂商、购销单位、购销数量、购销价格、购销日期等。销售应开具合法票据，并按规定建立销售记录，做到票、账、货相符。购销票据和记录应按规定保存，购销记录保存期至少应超过药品有效期1年，但不得少于3年。

六、药品零售企业销售药品的安全措施

药品零售企业销售药品必须准确无误，销售符合法定要求的药品，不得销售假药、劣药；正确说明用法、用量和注意事项，不得进行虚假宣传和误导性陈述；调配处方必须经过核对，对处方所列药品不得擅自更改或者代用。对有配伍禁忌或者超剂量的处方，应当拒绝调配；必要时，经处方医师更正或者重新签字，方可调配。

药品零售企业销售中药材的必须标明产地。

七、药品零售企业的药品保管制度

药品零售企业必须制定和执行药品保管制度，采取必要的冷藏、防冻、防潮、防虫、防鼠等措施，保证药品质量。

1. 药品的储存与养护

药品应按规定的储存要求专库、分类存放。储存中应遵守以下要求。

（1）药品按温湿度要求储存于相应的库中。做好库房温湿度的监测和管理。每日上下午各一次定时对库房温湿度进行记录。如库房温湿度超出规定范围，应及时采取调控措施，并予以记录。

（2）在库药品均应实行色标管理。其统一标准是：待验药品库（区）、退货药品库

（区）为黄色，合格药品库（区）、零货称取库（区）、待发药品库（区）为绿色，不合格药品库（区）为红色。

（3）搬运和堆垛应严格遵守药品外包装图式标志的要求，规范操作。怕压药品应控制堆放高度，并定期翻垛。

（4）药品与仓间地面、墙、顶、散热器之间应有相应的间距或隔离措施。药品与墙、屋顶（房梁）的间距不小于 30 cm，与库房散热器或供暖管道的间距不小于 30 cm，与地面的间距不小于 10 cm。

（5）药品应按批号集中堆放。有效期的药品应分类相对集中存放，按批号及效期远近依次或分开堆码并有明显标志。对近效期药品，应按月填报效期报表。

（6）药品与非药品、内用药与外用药、处方药与非处方药应分开存放，易串味的药品、中药材、中药饮片以及危险品等应与其他药品分开存放。

（7）麻醉药品、一类精神药品、医疗用毒性药品、放射性药品应当专库或专柜存放，双人双锁保管，专账记录。

2. 药品的出库与运输

药品出库应遵循"先产先出""近期先出"和按批号发货的原则。

药品出库应进行复核和质量检查。麻醉药品、一类精神药品、医疗用毒性药品应建立双人核对制度。药品出库时，应按发货或配送凭证对实物进行质量检查和数量、项目核对。如发现以下问题应停止发货或配送，并报有关部门处理：药品包装内有异常响动和液体渗漏，外包装出现破损、封口不牢、衬垫不实、封条严重损坏等现象，包装标识模糊不清或脱落，药品已超出有效期。

对有温度要求的药品的运输，应根据季节温度变化和运程采取必要的保温或冷藏措施。麻醉药品、一类精神药品、医疗用毒性药品和危险品的运输应按有关规定办理。

搬运、装卸药品应轻拿轻放，严格按照外包装图示标志要求堆放和采取防护措施。

八、药品监督

根据《药品管理法》有关药品监督的规定，国家药监部门制定了《药品流通监督管理办法》。其中涉及药品经营单位的主要规定有药品经营的监督管理、药品采购的监督管理、药品销售人员的监督管理、药品销售人员的条件。

九、健康检查规定

药品生产企业、药品经营企业和医疗机构直接接触药品的工作人员，必须每年进行健康检查。患有传染病或者其他可能污染药品疾病的人，不得从事直接接触药品的工作。

学习单元 3 药品的管理

 学习目标

➤掌握《药品管理法》有关药品管理的主要内容，并能正确执行相关规定

 知识要求

一、药品必须符合国家药品标准

药品标准是国家对药品质量规格及检验方法所制定的技术规范，是反映药品特征的技术参数和技术指标，是药品零售企业必须遵循的法定依据。

药品必须符合国家药品标准。中药饮片必须按国家药品标准炮制。国务院药品监督管理部门颁布的《中华人民共和国药典》和药品标准为国家药品标准。由国务院药品监督管理部门组织药典委员会，负责国家药品标准的制定和修订。国务院药品监督管理部门的药品检验机构负责标定国家药品标准品、对照品。

药品标准是国家标准化工作的一部分，是国家对药品质量规格及检验方法所做出的技术规定，是药品生产、供应、使用、检验和管理部门共同遵守的法定依据。药品标准的主要项目有名称、成分或处方组成、含量及检查检验方法、辅料、技术要求，以及作用、用途、用量、注意事项、储藏方法、包装、卫生等。药品标准属于强制性标准。修订后的《药品管理法》明确规定，取消地方药品标准及地方对生产药品的审批权。

二、采购药品的要求

药品生产企业、药品经营企业、医疗机构必须从具有药品生产、经营资格的企业购进药品，但购进没有实施批准文号管理的中药材除外。具有药品生产、经营资格的企业是指依照法定程序取得《药品生产许可证》（或《药品经营许可证》）和营业执照，即"一证一照"证照齐全的企业。

三、国家对特殊药品实行特殊管理

国家对麻醉药品、精神药品、医疗用毒性药品、放射性药品实行特殊管理。

1. 麻醉药品

麻醉药品是指身体连续使用后易产生依赖性，能成瘾癖的药品，如可卡因。

2. 精神药品

精神药品是指直接作用于中枢神经系统，使之兴奋或抑制，连续使用能产生依赖性的药品。精神药品依据其对人体产生的依赖性和危害人体健康程度的不同，分为第一类和第二类，如强痛定、咖啡因。

3. 毒性药品

毒性药品是指毒性剧烈，治疗剂量与中毒剂量相近，使用不当会致人中毒或死亡的药品，如砒石。

4. 放射性药品

放射性药品是指用于临床诊断或治疗的放射性核素制剂或其标记药物。

以上四类是医疗、科研不可缺少的药物，用之得当，可防病治病，减轻病人的痛苦；用之不当，会起毒害作用，影响社会安定。因此，法律规定对其实行特殊管理。

四、国家实行中药品种保护制度

中药品种保护的范围是中国境内生产制造的中药品种，包括中成药、天然药物的提取物及其制剂和中药人工制成品。

1. 凡符合下列条件之一的中药品种，可以申请一级保护：对特定疾病有特殊疗效的，相当于国家一级保护野生药材物种的人工制成品，用于预防和治疗特殊疾病的。

2. 凡符合下列条件之一的中药品种，可以申请二级保护：符合上述条件之一的品种或者已经解除一级保护的品种，对特定疾病有显著疗效的，从天然药物中提取的有效物质及特殊制剂。

3. 中药一级保护品种的保护期限分别为30年、20年、10年，二级保护品种的保护期限为7年。期满可以续延，延长期限不超过第一次批准的时间。

五、国家实行处方药、非处方药分类管理制度

药品分为处方药和非处方药。处方药是指必须凭执业医师或执业助理医师处方方可调配、购买和使用的药品。非处方药（简称OTC），是指由国务院药品监督管理部门公布的，不需要凭执业医师和执业助理医师处方，消费者可以自行判断、购买和使用的药品。

将处方药与非处方药分类管理制度法制化，是我国医药卫生事业发展和医疗卫生体制改革以及药品监督管理深化改革的一件大事，对促进我国药品监督管理模式与国际接轨，保障人民用药安全有效，增强人们自我保健、自我药疗意识，合理利用医疗卫生与药品资源，具有重大作用。对药品实行处方药与非处方药分类管理，作为科学管药、合理用药的药品管理制度，已被许多国家普遍采用。

六、药品进口的规定

国家禁止进口疗效不确定、不良反应大或者其他原因危害人体健康的药品。对进口药品规定如下：

1. 药品进口，须经国务院药品监督管理部门组织审查，批准并发给进口药品注册证书。进口药品注册证有效期为 5 年。

2. 药品必须从允许药品进口的口岸进口，并由进口药品的企业向口岸所在地药品监督管理部门登记备案。海关凭药品监督管理部门出具的进口药品通关单放行；无进口药品通关单的，海关不得放行。

3. 口岸所在地药品监督管理部门应当通知药品检验机构按照国务院药品监督管理部门的规定对进口药品进行抽查检验，并依照规定收取检验费。

4. 进口麻醉药品和国家规定范围内的精神药品，必须持有国务院药品监督管理部门发给的进口准许证。

七、禁止销售假药和劣药

禁止生产、销售假药。有下列情形之一的，为假药：

第一，药品所含成分与国家药品标准规定的成分不符的；

第二，以非药品冒充药品或者以他种药品冒充此种药品的。

有下列情形之一的药品，按假药论处：

第一，国务院药品监督管理部门规定禁止使用的；

第二，依照药品管理法必须批准而未经批准生产、进口，或者依照药品管理法必须检验而未经检验即销售的；

第三，变质的；

第四，被污染的；

第五，使用依照药品管理法必须取得批准文号而未取得批准文号的原料药生产的；

第六，所标明的适应证或功能主治超出规定范围的。

禁止生产、销售劣药。药品成分的含量不符合国家药品标准的，为劣药。有下列情形之一的药品，按劣药论处：

第一，未标明有效期或更改有效期的；

第二，不注明或更改生产批号的；

第三，超过有效期的；

第四，直接接触药品的包装材料和容器未经批准的；

第五，擅自添加着色剂、防腐剂、香料、矫味剂及辅料的；

第六，其他不符合药品标准规定的。

八、药品通用名称的规定

列入国家药品标准的药品名称为药品通用名称，即法定名称（药品标准中收载的药品名称）。已经作为药品通用名称的，该名称不得作为商标注册使用。企业可在通用名称外另行拟订商品名称（品种名称），报国务院药品监督管理部门批准后，向工商行政管理部门申请该商品名作为商标注册。

 学习单元4　药品的包装、价格和广告管理

 学习目标

➢掌握《药品管理法》有关药品包装、价格和广告管理的主要内容，并能正确执行相关规定

 知识要求

一、药品的包装管理

1. 药品包装材料和容器的管理

直接接触药品的包装材料和容器，必须符合药用要求，符合保障人体健康、安全的标准，并由药品监督管理部门在审批药品时一并审批。药品包装必须适合药品质量的要求，方便储存、运输和医疗使用。

发运中药材必须有包装。在每件包装上，必须注明品名、产地、日期、调出单位，并附有"质量合格"标志。

2. 药品的标签和说明书

药品包装必须按照规定印有或者贴有标签，并附有说明书。标签或者说明书上必须注明药品的通用名称、成分、规格、生产企业、批准文号、产品批号、生产日期、有效期、适应证或者功能主治、用法、用量、禁忌、不良反应和注意事项。麻醉药品、精神药品、医疗用毒性药品、放射性药品、外用药品和非处方药的标签，必须印有规定的标志。

二、药品的价格管理

1. 实行政府定价、政府指导价的药品

政府价格主管部门应当依照价格法规定的定价原则，依据社会平均成本、市场供求状况和社会承受能力合理制定和调整价格，做到质价相符，消除虚高价格，保护用药者的正当利益。药品的生产、经营企业和医疗机构必须执行政府定价、政府指导价，不得以任何形式擅自提高价格。

根据有关规定，目前我国实行政府定价或政府指导价的药品有列入国家基本医疗保险药品目录的药品及其他生产经营具有垄断性的少量特殊药品，包括国家计划生产供应的精神、麻醉、预防免疫、计划生育等药品。实行政府指导价的药品，由价格主管部门制定最高零售价格，药品零售单位及医疗机构在不突破政府制定的最高零售价格的前提下，制定实际销售价格。药品定价实行统一政策，分级管理。

2. 实行市场调节价的药品

政府定价、政府指导价药品目录以外的药品，实行市场调节价。药品的生产、经营企业和医疗机构应当按照公平、合理和诚实信用、质价相符的原则制定价格，为用药者提供价格合理的药品；应当遵守国务院价格主管部门关于药价管理的规定，制定和标明药品零售价格，禁止暴利和损害用药者利益的价格欺诈行为。

药品生产和经营企业购销药品时，必须明码标注实际价格。医疗机构与患者结算费用时，有义务向患者提供所用药品的品种、数量和价格。医疗保险定点医疗机构还应当按照规定的办法如实公布其常用药品的价格，加强合理用药的管理。

禁止药品的生产、经营企业和医疗机构在药品购销中，账外暗中给予、收受回扣或者其他利益。禁止药品的生产、经营企业或者其代理人以任何名义给予使用其药品的医疗机构的负责人、药品采购人员、医师等有关人员以财物或者其他利益。禁止医疗机构的负责人、药品采购人员、医师等有关人员以任何名义收受药品的生产、经营企业或者其代理人给予的财物或者其他利益。

三、药品的广告管理

1. 药品广告的审批

发布药品广告，应当向药品生产企业所在地省、自治区、直辖市人民政府药品监督管理部门报送有关材料。省、自治区、直辖市人民政府药品监督管理部门应当自收到有关材料之日起 10 个工作日内做出是否核发药品广告批准文号的决定。发布进口药品广告，应当依照上述规定向进口药品代理机构所在地省、自治区、直辖市人民政府药品监督管理部

门申请药品广告批准文号。在药品生产企业所在地和进口药品代理机构所在地以外的省、自治区、直辖市发布药品广告的，发布广告的企业应当在发布前向发布地省、自治区、直辖市人民政府药品监督管理部门备案。

2. 处方药广告

处方药可以在国务院卫生行政部门和国务院药品监督管理部门共同指定的医学、药学专业刊物上介绍，但不得在大众传播媒介发布广告或者以其他方式进行以公众为对象的广告宣传。

3. 药品广告的内容

药品广告的内容必须真实、合法，以国务院药品监督管理部门批准的说明书为准，不得含有虚假的内容。药品广告不得含有不科学的表示功效的断言或者保证，不得利用国家机关、医药科研单位、学术机构或者专家、学者、医师、患者的名义和形象作证明。

非药品不得在其包装、标签、说明书及有关宣传资料上进行含有预防、治疗、诊断人体疾病等有关内容的宣传，但法律、行政法规另有规定的除外。

4. 药品广告的监督管理

省、自治区、直辖市人民政府药品监督管理部门应当对其批准的药品广告进行检查，对于违反药品管理法和《中华人民共和国广告法》的广告，应当向广告监督管理机关通报并提出处理建议，广告监督管理机关应当依法做出处理。对违法发布药品广告，情节严重的，省、自治区、直辖市人民政府药品监督管理部门可以予以公告。

 学习单元 5　法律责任

 学习目标

➤掌握《药品管理法》有关法律责任的主要内容，并能正确执行相关规定

 知识要求

一、未取得药品经营许可证经营药品应承担的法律责任

依法取缔、没收违法销售的药品和违法所得，并处违法销售药品货值金额二倍以上五倍以下罚款；构成犯罪的，依法追究刑事责任。

二、销售假药应承担的法律责任

没收违法销售的药品和违法所得，并处销售药品货值2倍以上5倍以下的罚款；情节严重的，吊销药品经营许可证；构成犯罪的，依法追究刑事责任。

三、销售劣药应承担的法律责任

没收违法销售的药品和违法所得，并处以销售药品货值金额1倍以上3倍以下的罚款；情节严重的，责令停业整顿或撤销批准证明文件，吊销药品经营许可证；构成犯罪的，依法追究刑事责任。

第2节　药品零售企业 GSP 认证

 学习目标

➤掌握《药品经营质量管理规范》的相关内容，并能正确执行相关规定

 知识要求

以上海市为例，有关药品经营质量规范规定如下：

一、总则

1. 为规范本市药品经营质量管理规范（以下简称GSP）认证检查，统一检查标准，确保认证工作质量，根据国家食品药品监督管理总局2012版《药品经营质量管理规范》和《上海市食品药品监督管理局关于本市贯彻新版〈药品经营质量管理规范〉的实施意见》，结合上海市实际，制定本评定细则。

2. 本评定细则由条款和检查内容、评定细则等组成。条款和检查内容根据2012版《药品经营质量管理规范》修改，条款数量与原评定细则相同，共109项，其中关键项目（条款前加"＊"）34项，一般项目75项。检查内容根据新版GSP规定有增减，评定细则是对检查内容的细化。

3. 本评定细则由上海市食品药品监督管理局负责解释。

二、评定方法

1. 现场检查时，检查组应对所列条款检查内容进行全面检查，并逐条做出评定。

2. 每一条款检查内容中，凡有一条评定细则不达标的，该条款即为缺陷项目。其中，关键项目不合格为严重缺陷，一般项目不合格为一般缺陷。

3. 合理缺项认定原则：《药品经营许可证》中经营范围未核准的项目，即为合理缺项。合理缺项不予评定，计算缺陷率时，从标准总数中，减去合理缺项数，计算公式为：

$$缺陷率 = \frac{一般合理缺陷项数}{一般项目总数 - 一般合理缺项数} \times 100\%$$

4. 结果评定

GSP 认证结果评定见表 6—1。

表 6—1   GSP 认证结果评定表

项目		结果
严重缺陷项数	一般缺陷率	
0	≤10%	通过 GSP 认证
0	10%～30%	限期 3 个月内整改后追踪检查
≤2	≤10%	
≤2	>10%	不通过 GSP 认证
>2	0	
0	>30%	

三、管理职责与文件

管理职责检查内容见表 6—2，共 17 条，其中带 * 号的 4 条，不带 * 号的 13 条。

表 6—2   管理职责检查内容表

条款	检查内容
* 5801	企业应遵照依法批准的经营方式和经营范围从事经营活动
5802	企业应在营业店堂的显著位置悬挂药品经营企业许可证、营业执照以及与执业人员要求相符的执业证明
5901	企业主要负责人对企业经营药品的质量负领导责任

条款	检查内容
*6001	企业应设置质量管理部门或者配备质量管理人员，具体负责企业质量管理工作。企业应具有与其经营范围和规模相适应的经营条件，包括组织机构、人员、设施设备、质量管理文件，并按照规定设置计算机系统
6002	质量管理部门或质量管理人员应负责贯彻执行国家有关药品质量管理的法律、法规、规章、规范性文件，明确职责
6003	质量管理部门或质量管理人员应负责起草企业药品质量管理制度，并指导、督促制度的执行
6004	质量管理部门或质量管理人员应负责对供货单位及其销售人员资格证明的审核
6005	质量管理部门或质量管理人员应负责计算机管理信息系统中药品经营各环节的质量管理全过程的控制和记录
6006	质量管理部门或质量管理人员应负责对所采购药品合法性的审核，建立企业所经营药品并包含质量标准等内容的质量档案
6007	质量管理部门或质量管理人员应负责药品质量投诉和质量事故的调查、处理及报告
6008	质量管理部门或质量管理人员应负责药品不良反应的报告、指导并监督药品采购服务工作
6009	质量管理部门或质量管理人员应负责药品的验收，指导并监督药品的采购、储存、陈列、销售等环节的质量管理工作
6010	质量管理部门或质量管理人员应负责质量不合格药品的审核，对不合格药品的处理过程实施监督
6011	质量管理部门或质量管理人员应负责药品质量查询及药品质量信息管理
6012	质量管理部门或专职质量管理人员应负责开展对企业职工药品质量管理方面的教育或培训
*6101	管理制度应包括：药品采购、验收、陈列、销售等环节的管理，设置库房的还应当包括储存、养护的管理；供货单位和采购品种的审核；处方药销售的管理；药品拆零的管理；特殊管理的药品和国家有专门管理要求的药品的管理；记录和凭证的管理；收集和查询质量信息的管理；质量事故、质量投诉的管理；中药饮片处方审核、调配的管理；药品有效期的管理；不合格药品、药品销毁的管理；环境卫生、人员健康的规定；提供用药咨询、指导合理用药等药学服务的管理；人员培训及考核的规定；药品不良反应报告的规定；计算机系统的管理；执行药品电子监管的规定；其他应当规定的内容。管理职责应包括企业负责人、质量管理、采购、验收、营业员及处方审核、调配，仓库储存、养护等岗位职责。操作规程应包括：药品采购、验收、销售；处方审核、调配；中药饮片处方审核、调配；药品拆零销售；特殊管理的药品和国家有专门管理要求的药品的销售；营业场所药品陈列及检查；营业场所冷藏药品的存放；计算机系统的操作和管理；设置库房的还应当包括储存和养护的程序。建立的记录应包括药品采购、验收、销售、陈列检查、温湿度监测、不合格药品处理等相关记录
*6102	计算机系统应符合GSP附录《药品经营企业计算机系统》的要求，要建立计算机系统操作规程

四、人员与培训

人员与培训检查内容见表6—3，共12条，其中带＊号的4条，不带＊的8条。

表6—3　　　　　　　　　　　　人员与培训检查内容表

条款	检查内容
＊6201	企业从事药品经营和质量管理工作的人员应当符合有关法律法规及本规范规定的资格要求，不得有相关法律法规禁止从业的情形
＊6301	药品零售中处方审核人员应是执业药师或有药师以上（含药师和中药师）的专业技术职称
＊6401	企业从事质量管理、验收、采购人员，应具有药师（含药师和中药师）以上技术职称，或者具有中专以上药学或相关专业（指医学、生物、化学等专业）的学历
6402	营业员应当具有高中以上文化程度并符合省级药品监督管理部门规定的条件
6501	企业从事质量管理和验收工作的人员以及营业员应经专业或岗位培训，并经地市级（含）以上药品监督管理部门考试合格，发给岗位合格证书后方可上岗
6502	国家有就业准入规定的岗位，工作人员需通过职业技能鉴定并取得职业资格证书后方可上岗
6503	企业质量负责人应具备药品质量管理能力，并熟悉和掌握相关知识
6504	企业从事验收、养护、计量等工作的人员，应定期接受企业组织的继续教育
6505	企业应建立人员的继续教育档案
＊6506	企业从事质量管理工作的人员应在职在岗，不得在其他单位兼职
6601	企业每年应组织质量管理、药品验收、养护、保管、营业员等直接接触药品的人员进行健康检查，并建立健康档案
6602	发现患有精神病、传染病和其他可能污染药品疾病的人员，应及时调离其工作岗位

五、设施与设备

设施与设备检查内容见表6—4，共13条，其中带＊号的3条，不带＊号的10条。

表6—4　　　　　　　　　　　　设施与设备检查内容表

条款	检查内容
＊6701	企业应具有与经营范围和规模相适应的设施设备和计算机管理系统等经营条件
6702	企业营业场所和药品仓库应环境整洁、无污染物
6703	企业营业场所、仓库、办公生活等区域应分开
6704	企业营业场所、营业用货架、柜台齐备，销售柜组标志醒目
6705	企业库房内地面和墙壁平整、清洁
＊6801	企业应配置存放特殊或专门管理药品的专柜以及保管用设备、工具等

条款	检查内容
* 6802	企业应根据需要配置符合药品特性要求的常温、阴凉和冷藏存放的设备
6803	企业应配置必要的药品验收、养护的设备
6804	企业应配置调节温、湿度的设备
6805	企业应配置保持药品与地面之间有一定距离的设备
6806	企业应配置药品防尘、防潮、防污染和防虫、防鼠、防霉变等设备
6807	企业经营中药饮片的,应配置所需的调配处方和临方炮制的设备
6808	企业应配备完好的衡器以及清洁卫生的药品调剂工具、包装用品等

六、采购与验收

采购与验收检查内容见表6—5,共23条,其中带 * 号的9条,不带 * 号的14条。

表6—5　　　　　　　　　　采购与验收检查内容表

条款	检查内容
* 7001	企业购进药品应以质量为前提,从合法的企业进货,审核购入药品的合法性
* 7002	企业对首营企业应审核其合法资格,并做好记录
7003	企业购进药品应按照可以保证药品质量的进货质量管理程序进行
* 7004	企业应对与本企业进行业务联系的供货单位销售人员进行合法资格的验证
7005	企业购进药品应签订有明确质量条款的购货合同
7006	企业购进药品应按购货合同中质量条款执行
* 7007	企业购入特殊管理的药品,应严格按照国家有关管理规定进行
* 7101	企业购进药品应有合法票据,并按规定建立购进记录,做到票、账、货相符
7102	企业购进药品的票据和记录应保存至超过药品有效期1年,但不得少于2年
7201	企业购进药品的合同应内容齐全,并明确质量条款。购销合同中应明确:药品质量符合质量标准和有关质量要求;药品附产品合格证;药品包装符合有关规定和货物运输要求。购入进口药品,供应方应提供合规定的证书和文件
* 7301	企业购进首营品种应填写"首次经营药品审批表",进行药品质量审核,并经企业质量管理机构(人员)和企业主管领导审核批准
7302	企业购入首营品种时应有该批号药品的质量检验报告书
* 7401	验收人员对购进的药品,应根据原始凭证,严格按照有关规定逐批验收。药品验收应做好记录
* 7402	企业对特殊管理的药品,应实行双人验收制度
7403	验收记录应保存至超过药品有效期1年,但不得少于3年
7501	药品质量验收,应按规定进行药品外观的性状检查

条款	检查内容
7502	药品质量验收，应按规定检查药品内外包装、标签、说明书及标识等项内容
7503	药品的每件包装中，应有产品合格证
7504	冷藏、冷冻药品到货验收时，应当对其运输方式及运输过程的温度记录、运输时间等质量控制状况进行重点检查并记录。不符合温度要求的应当拒收
7505	处方药和非处方药按分类管理要求，标签、说明书上有相应的警示语或忠告语；非处方药的包装有国家规定的专有标识
7506	进口药品包装的标签应以中文注明药品的名称、主要成分以及注册证号，并有中文说明书
* 7507	验收进口药品，应有符合规定的进口药品注册证和进口药品检验报告书复印件；进口预防性生物制品、血液制品应有《生物制品进口批件》复印件；进口药材应有进口药材批件复印件。以上批准文件应加盖供货单位质量管理机构原印章
7508	中药材及中药饮片应有包装，并附有质量合格的标志。每件包装上，中药材标明品名、产地、供货单位；中药饮片标明品名、生产企业、生产日期等。实施文号管理的中药材和中药饮片在包装上应标明批准文号

七、陈列与储存

陈列与储存检查内容见表6—6，共24条，其中带 * 号的8条，不带 * 号的16条。

表6—6　　　　　　　　　　陈列与储存检查内容表

条款	检查内容
7601	店堂内药品陈列应符合规定
* 7701	按剂型、用途以及储存要求分类陈列，并设置醒目标志，类别标签字迹清晰、放置准确
* 7702	处方药与非处方药应分区陈列
* 7703	特殊管理的药品应按照国家的有关规定存放
7704	危险品不应陈列。如因需要必须陈列时，只能陈列代用品或空包装
7705	危险品的储存应按国家有关规定管理和存放
7706	拆零药品应集中存放于拆零专柜，并保留原包装的标签
* 7707	中药饮片装斗前应进行质量复核，不得错斗、串斗，必须防止混药
7708	饮片斗前应写正名正字
7709	药品垛堆应留有一定距离。药品与墙、屋顶（房梁）的间距不小于30 cm，与库房散热器或供暖管道的间距不小于30 cm，与地面的间距不小于10 cm
* 7710	不合格药品应存放在不合格品库（区），并有明显标志
* 7711	不合格药品的确认、报告、报损、销毁应有完善的手续和记录
7712	陈列药品的货柜及橱窗应保持清洁和卫生，防止人为污染药品

续表

条款	检查内容
7713	陈列药品应按品种、规格、剂型或用途分类整齐摆放，类别标签应放置准确、字迹清晰
7801	对陈列的药品应按月进行检查并记录，发现质量问题要及时处理
7802	定期检查储存药品的质量并记录。近效期的药品，易霉变、易潮解的药品视情况缩短检查周期
*7803	企业应检查药品陈列环境和储存条件是否符合规定要求
7804	企业对各类养护设备应进行检查
7805	对陈列和储存药品检查中发现的问题应及时向质量负责人汇报并尽快处理
7806	对储存中发现的有质量疑问的药品，不得摆上柜台销售，应及时通知质量管理机构或质量管理人员进行处理
7807	企业应做好库房温、湿度的监测和管理。每日应上、下午各一次定时对库房的温、湿度进行记录
*7808	企业库房温、湿度超出规定范围，应及时采取调控措施，并予以记录
7809	药品储存时，应有效期标志。对近效期的药品，应按月填报效期报表
7901	库存药品应实行色标管理。其统一标准是：待验药品库（区）、退货药品库（区）为黄色；合格药品库（区）为绿色；不合格药品库（区）为红色

八、销售与售后管理

销售与售后管理检查内容见表6—7，共20条，其中带＊号的6条，不带＊号的14条。

表6—7 销售与售后管理检查内容表

条款	检查内容
8001	销售药品要严格遵守有关法律、法规和制度，正确介绍药品的性能、用途、禁忌及注意事项
*8101	企业销售药品必须开具销售凭证并做好销售记录
*8102	销售药品时，处方要经执业药师或具有药师以上（含药师和中药师）职称的人员审核后方可调配和销售；对处方所列药品不得擅自更改或代用
8103	对有配伍禁忌或超剂量的处方，应当拒绝调配、销售；必要时，需经原处方医生更正或重新签字方可调配和销售
*8104	处方的审核、调配或销售人员均应在处方上签字或盖章
8105	处方按有关规定保存备查
8106	营业时间内，应有执业药师或药师在岗，并佩戴标明其姓名、执业药师或其技术职称等内容的胸卡
8107	无医师开具的处方，不得销售处方药
*8108	处方药不应采用开架自选的销售方式
8109	非处方药可不凭处方出售。但如顾客要求，执业药师或药师应负责对药品的购买和使用进行指导

条款	检查内容
8110	药品不得采用有奖销售、附赠药品或礼品销售等方式销售
8111	企业销售的中药饮片应符合炮制规范，并做到计量准确
8112	企业应按照国家有关药品不良反应报告制度的规定和企业相关制度，注意收集由本企业售出药品的不良反应情况
8113	企业发现不良反应情况，应按规定上报有关部门。对控制和收回存在安全隐患的药品要建立药品召回记录
＊8201	药品拆零销售使用的工具，包装袋应清洁和卫生，出售时应在药袋上写明药品名称、规格、服法、用量、有效期等内容
＊8301	销售特殊管理的药品，应严格按照国家有关规定，凭盖有医疗单位公章的医生处方限量供应，销售及复核人员均应在处方上签字或盖章，处方保存两年
8401	企业应在零售场所内提供药学服务，指导顾客安全、合理用药
8402	企业应在营业店堂明示服务公约，公布监督电话和设置顾客意见簿
8403	企业对顾客的批评或投诉要及时加以解决，对顾客反映的药品质量问题，应认真对待、详细记录、及时处理
8404	企业在营业店堂内进行的广告宣传，应符合国家有关规定

复习思考题

1. 开办药品零售企业必须具备哪些条件？

2. 《药品经营质量管理规范》对药品零售企业销售药品有哪些规定？

3. 简述国家实行的中药品种保护制度。

4. 简述国家实行的处方药、非处方药分类管理制度。

5. 什么是假药？什么是劣药？

下篇　中药调剂员工作要求

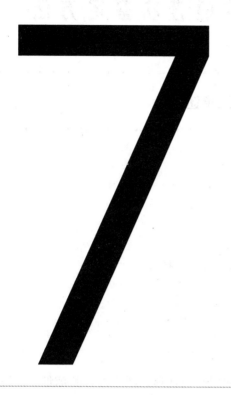

第7章

中药饮片检识

第1节 中药饮片的性状鉴定方法

 学习单元1 中药饮片性状鉴别的描述

 学习目标

➤了解水试法、火试法的描述

➤熟悉大小、色泽的描述

➤掌握形状、表面特征、断面特征、质地、气味的描述

 知识要求

一、形状

植物器官有各种形状，一般相对固定。如根有圆柱形、圆锥形、圆球形、纺锤形等；茎有圆柱形、方柱形、中空等；叶一般较薄，形状有心形、椭圆形、卵圆形等。炮制成饮片后，根、木本茎大多为类圆形切片，如黄芪、川木通饮片；草本茎多为段状，圆柱形的如佩兰，方柱形的如薄荷，中空有节的如淡竹叶；皮常为弯曲或卷曲的条片状，如肉桂、厚朴；叶一般为丝条状如枇杷叶，或圆形如番泻叶，或皱缩如艾叶，或碎片状如桑叶；果实、种子一般为类圆球形如五味子，扁圆形如酸枣仁，心形如苦杏仁。

二、大小

中药饮片的大小，一般指长短、粗细、厚薄，是饮片规格、质量的重要指标。

三、色泽

药材的色泽一般是固定的，也可作为鉴别药材的依据之一。药材色泽如有两种以上色调复合描述的，以后一种色调为主。观察色泽时应在白昼光下进行。植物细胞中含有的成分不同，可使饮片的外表面、切面有不同的颜色，如丹参为红色，黄连为黄色，玄参为黑

色，槟榔有红白相间的大理石样花纹。

四、表面特征

药材表面特征是鉴别饮片的重要依据，如光滑、粗糙、沟纹、皱纹、地上残茎痕、鳞片、毛等。

草本植物根、茎的表面较光滑，双子叶植物根的饮片外皮较粗糙，有时呈鳞片状脱落，如甘草；外表面有环状横纹、须根痕、鳞叶者常是根茎类饮片，如香附。

五、质地

质地指药材的硬、脆、实、松、轻、重、黏、粉、韧、角质等特征，常用术语有松泡如南沙参、粉性如山药、柴性如葛根、角质如天麻、滋润如熟地黄等。

六、断面特征

断面特征指自然折断面或饮片切面特征，切面大多为横切面，观察皮木两部的比例、色泽、射线与维管束的排列形状。常用术语有环状形成层、有环状内皮层、放射状纹理、中柱、维管束散、髓部、菊花心、车轮纹、罗盘纹、云锦状花纹、朱砂点、星点等描述。

木质藤本植物导管较粗大，饮片切面上显"针眼"，如川木通。皮类中药显层状结构，如黄檗。

分泌组织也是饮片鉴别的特征，如人参树脂道在饮片皮部具黄色小点，苍术显朱砂点。

七、气味

有的药材气味十分特殊，常成为鉴别时的主要特征之一。气味特殊可用比拟法来描述，如薄荷样香气；方法上可揉碎后再嗅，尝味时宜先用舌尖舔试，但应谨慎，以免中毒。

八、水试法

水试法是将药材置水中浸渍以观察药物中所含色素、成分或过程，一是观察在水中的沉浮，二是观察颜色变化，三是观察有无黏性，四是观察膨胀情况，五是观察其他特殊变化。

九、火试法

火试法是将药物通过燃烧来观察它的反应过程，包括嗅气、听声、观烟雾、看颜色等，同时应注意其他变化。

 学习单元 2　根及根茎类中药饮片的鉴别

 学习目标

➤了解根及根茎类中药饮片的产地

➤熟悉根及根茎类中药饮片的来源及采收加工方法

➤掌握根及根茎类中药饮片的鉴别特征

➤能鉴别根及根茎类饮片并写出正名

 知识要求

一、鉴别要点

在鉴别根及根茎类中药时应先对它们的科属、药用部位、产地加工方法进行初步了解，以饮片的形状、表面和切面为重点，其次对饮片的色泽、质地及气味进行观察和体验。

1. 形状

植物根的类型主要有直根（圆柱形、圆锥形、纺锤形等），饮片一般以横切为主，外形大多为类圆形薄片或厚片，如黄芪、板蓝根等；须根（细长、小纺锤形），饮片一般切成短段（龙胆、徐长卿等）或不进行切片处理（麦冬）。

2. 表面

应观察根的表面是粗糙还是光滑，表面皱缩的纹理是横纹还是纵纹，有无枝根痕和皮孔，表面不同的色泽。

3. 切面

应观察有无油点、树脂道小点及不同的纹理，形成层环纹是否明显，木部与皮层的比例，木部有无放射状纹理，有无髓部，有无空洞等。

4. 质地

药材的种类不同，常表现为质重坚实、体轻松泡、角质样、粉性、纤维性、柔软黏腻等特性。

二、性状鉴别特征、产地及采收加工方法

1. 防风

[来源] 伞形科植物防风的干燥根。春、秋两季采挖未抽花茎植株的根，除去须根及泥沙，晒干。

[产地] 主产于东北三省，以黑龙江产量大、品质佳。

[性状] 本品为类圆形的厚片，直径 0.5～2 cm。外表皮灰棕黄色，具纵皱纹，有的可见致密的横环纹或纤维状叶柄残基。切面有放射状裂隙，皮部淡棕黄色至棕黄色，可见散在的黄棕色油点，木部淡黄色。体轻，质松。气香特异，味微甘。

2. 羌活

[来源] 伞形科植物羌活或宽叶羌活的干燥根茎及根。春、秋两季采挖，除去须根及泥沙，晒干。

[产地] 羌活主产于四川、云南、青海、甘肃等省。宽叶羌活主产于四川、青海、陕西、河南等省。

[性状] 本品为类圆形或不规则形的厚片，直径 0.6～2.5 cm。外表皮棕褐色至黑褐色，有的可见紧密隆起的横环纹。切面黄棕色至棕色，具裂隙，有朱砂点（油点），木部黄白色，呈菊花心，有的具黄色至黄棕色的髓部。质较松易碎。气香，味微苦而辛。

3. 百合

[来源] 百合科植物卷丹百合或细叶百合干燥的肉质鳞叶。秋季采挖，洗净，剥取鳞叶，置沸水中略烫，干燥。

[产地] 主产于湖南、浙江、江苏、陕西等省，以湖南所产质佳，浙江所产量大。

[性状] 本品为长椭圆形，顶端略尖，边缘较薄，卷曲；长 2～5 cm，宽 0.5～2 cm，厚 1.3～4 mm。表面类白色或淡黄棕色，半透明，有的可见数条纵脉纹。质坚硬。气微，味微苦。

4. 葛根

[来源] 豆科植物野葛的干燥根。秋、冬两季采挖，趁鲜切成厚片或小块，干燥。

[产地] 主产于湖南、河南、广东、广西、浙江、四川等省、自治区。

[性状] 本品为不规则厚片或小方块。有的松散成毛状。外表皮淡棕色，有纵皱纹，粗糙，有的外皮已除去。切面黄白色，纹理不明显，质坚韧，纤维性强。气微，味微甜。

5. 升麻

[来源] 毛茛科植物大三叶升麻、兴安升麻或升麻的干燥根茎。秋季采挖，除去泥沙，晒至须根干时，燎去或除去须根，晒干。

[产地] 主产于黑龙江、河北、山西、内蒙古、辽宁、吉林等省、自治区。

[性状] 本品为不规则类圆形的厚片，直径 2～4 cm。外表皮棕褐色或黑褐色，粗糙，可见须根痕。切面淡黄白色，有明显的筋脉样网纹，有的可见明显的放射状纹理，髓部往往成空洞。质坚硬。气微，味微苦而涩。

6. 柴胡

[来源] 伞形科植物柴胡或狭叶柴胡的干燥根。按性状不同，分别习称"北柴胡"及"南柴胡"。春、秋两季采挖，除去茎叶及泥沙，干燥。

[产地] 主产于河北、河南、辽宁等省。

[性状] 本品为类圆形或不规则的厚片，直径 0.3～0.8 cm。外表皮棕褐色至黑褐色，具纵皱纹，有的可见横环纹、茎基及纤维状叶柄残基。切面皮部狭，淡棕色，木部宽，黄白色至淡黄色，有的可见放射状纹理或数轮环纹。质较脆。气微香，味微苦；或气微，味微淡，略具败油气，稍带油腻味。

7. 大黄

[来源] 蓼科植物掌叶大黄、唐古特大黄或药用大黄的干燥根及根茎。秋末茎叶枯萎或次春发芽前采挖，除去细根，刮去外皮，切瓣或段，绳穿成串干燥或直接干燥。

[产地] 掌叶大黄与唐古特大黄主产于甘肃、青海等省，药用大黄主产于四川、贵州、湖北等省。

[性状] 本品为类圆形、半圆形或不规则形的厚片，边缘有的具凹陷与缺刻，直径 3～10 cm。外表面黄棕色至红棕色，可见类白色网状纹理；有残留的外皮棕褐色。切面淡红棕色或黄棕色，显颗粒性；根茎髓部宽广，可见星点环列或散在；有放射状纹理（锦纹）。根木部发达，具放射状纹理，形成层环明显，无星点。质坚，易断。气清香，味苦而微涩，嚼之黏牙，有沙粒感。

8. 甘松

[来源] 败酱科植物甘松或匙叶甘松的干燥根及根茎。春、秋两季采挖，除去泥沙及杂质，晒干或阴干。

[产地] 主产于四川省。

[性状] 本品为类圆锥形，多弯曲，长 5～18 cm，根茎短小，上端有茎、叶残基；表面黑棕色，剥去外层后显棕色或黄色；叶基膜质，片状或纤维状。根单一或数条交结、分枝或并列，直径 0.3～1 cm。表面棕褐色，粗糙，可见残留须根及须根。质松脆，易折

断。断面粗糙，皮部深棕色，常成裂片状，木部黄白色。气香特异，味苦而辛，有清凉感。

9. 知母

［来源］百合科植物知母的干燥根茎。春、秋两季采挖，除去须根及泥沙，晒干，习称"毛知母"；或除去外皮，晒干。

［产地］主产于河北，以河北易县产者质佳。

［性状］本品为类扁圆形或不规则的厚片，直径 0.8～1.5 cm。外表皮黄棕色至棕色，除去外皮者呈淡棕黄色，可见残留的点状须根痕及横环纹，有的可见残留的淡棕色至黄棕色毛须。切面黄白色至淡黄色，筋脉小点散在。质硬或稍软。气微，味微甜、略苦，嚼之略带黏性。

10. 芦根

［来源］禾本科植物芦苇的新鲜或干燥的根茎。全年均可采挖，除去芽、须根及膜状叶，鲜用或晒干。

［产地］主产于安徽、江苏、浙江、湖北等省。

［性状］本品为扁圆柱形的长段，直径 1～2 cm。外表皮黄白色至淡黄棕色，有光泽具纵皱纹，可见节与根痕。切面黄白色，中空，周边有小孔排列成环，节处可见髓隔。体轻，质韧。气微，味微甜。

11. 天花粉

［来源］葫芦科植物栝楼或双边栝楼的干燥根。秋、冬两季采挖，洗净，除去外皮，切段或纵剖成瓣，干燥。

［产地］主产于山东、河南等省，以河南安阳所产质佳。

［性状］本品为类圆形、类长方形或不规则的厚片，直径 1.5～5.5 cm。外表面黄白色至淡棕黄色，残存外皮黄褐色。切面类白色，可见淡黄色筋脉纹（纵切片）或筋脉小点（横切片）。质坚，粉性。气微，味微苦。

12. 地黄

［来源］玄参科植物地黄的块根。秋季采挖，除去芦头、须根及泥沙，鲜用；或将地黄缓缓烘焙至约八成干。前者习称"鲜地黄"，后者习称"生地黄"。

［产地］主产于河南、辽宁、河北、山东、浙江等省，以河南所产量大、质佳。

［性状］本品为类圆形或不规则的厚片，直径 2～6 cm。外表面棕黑色或棕灰色，皮皱缩，具不规则的横曲纹。切面棕黑色至乌黑色，有光泽，具黏性。体重，质较软而韧。气微，味微甜。

13. 熟地黄

[来源] 玄参科植物地黄经蒸制后的块根。

[产地] 主产于河南、辽宁、河北、山东、浙江等省，以河南所产量大、质佳。

[性状] 本品为类圆形或不规则的厚片，直径 2～6 cm。类全体呈乌黑色，易黏结成团块。外表皮皱缩，切面具光泽，黏性较大。质柔软而滋润。气微，味甜。

14. 赤芍

[来源] 毛茛科植物芍药或川赤芍药的干燥根。春、秋两季采挖，除去根茎、须根及泥沙，晒干。

[产地] 主产于内蒙古、辽宁、河北、黑龙江、吉林等省、自治区。

[性状] 本品为类圆形的厚片，直径 0.5～3 cm。外表皮棕褐色，具纵皱纹，外皮易脱落。切面粉白色或粉红色，皮部窄，木部宽，具放射状纹理，有的有裂隙。质坚脆。气微香，味微苦、酸涩。

15. 板蓝根

[来源] 十字花科植物菘蓝的干燥根。秋季采挖，除去泥沙，晒干。

[产地] 河北安国。

[性状] 本品为圆形或类圆形的厚片，直径 0.2～1 cm。外表面淡灰黄色至淡棕黄色，具纵皱纹。切面皮部黄白色，木部黄色形成层环明显，色较深。质稍坚。气微，味微甜而后苦涩。

16. 糯稻根

[来源] 禾本科植物糯稻的干燥根及茎基。

[产地] 全国大部分地区。

[性状] 本品呈众多须根集结而成的疏松团块，上端留有多数管状残茎。残茎直径5～8 mm，中空，周边由众多小孔或裂隙排列成环，外包灰白色叶鞘。须根弯曲细长，长10～15 cm，直径1 mm，灰白色至黄棕色。体轻，质软。气微，味淡。

17. 山豆根

[来源] 豆科植物越南槐的干燥根及根茎。秋季采挖，除去杂质，洗净，干燥。

[产地] 主产于广西壮族自治区。

[性状] 本品为类圆形或不规则的厚片，直径 0.5～1.5 cm。外表皮棕色至棕褐色，具纵皱纹，有的可见横向突起的皮孔。切面皮部淡棕黄色至淡棕色，木部淡黄色，有的可见棕色环纹或髓部。质坚硬。具豆腥气，味极苦。

18. 拳参

[来源] 蓼科植物拳参的干燥根茎。春初发芽时或秋季茎叶将枯萎时采挖，除去泥沙，

晒干，去须根。

[产地] 主产于江苏、山东、河北、甘肃、安徽、江西、湖北、四川等省。

[性状] 本品为类圆形或近肾形的薄片，直径 1～2.5 cm。外表皮紫褐色或紫黑色，粗糙，可见多数残留短须根或须根痕及较密的横环纹。切面淡棕红色至棕红色，近边缘有一圈黄白色筋脉小点。质坚。气微，味苦涩。

19. 黄连

[来源] 毛茛科植物黄连、三角叶黄连或云连的干燥根茎。以上三种分别习称"味连""雅连""云连"。秋季采挖，除去须根及泥沙，干燥，撞去残留须根。

[产地] 雅连主产于四川峨眉等地，味连主产于四川石柱、湖北咸丰等地，云连主产于云南西北部。

[性状] 不规则的薄片，直径 2～10 mm。外表皮灰黄色至黄褐色，粗糙。切面皮部橙红色或暗棕色，木部鲜黄色或橙黄色，可见放射状纹理，髓部红棕色，有时中空。质坚脆。气微，味极苦。

20. 黄芩

[来源] 唇形科植物黄芩的干燥根。春、秋两季采挖，除去须根及泥沙，晒后撞去粗皮，晒干。

[产地] 主产于河北、山西、河南、陕西、内蒙古等省、自治区，以山西产量多，河北承德产质佳。

[性状] 本品为类圆形或不规则的薄片，直径 1～3 cm。外表皮黄棕色至褐棕色，粗糙，可见明显纵皱纹，残留的外皮较易层层剥落。切面皮部黄棕色，狭窄，木部黄色或微带黄绿色，可见放射状纹理，中间部分有的呈黄色、棕色至暗棕色，有的枯朽或中空。质脆，易断。气微，味苦。

21. 龙胆

[来源] 龙胆科植物龙胆、条叶龙胆、三花龙胆或滇龙胆的干燥根及根茎。前三者习称"龙胆"，后者习称为"坚龙胆"。春、秋两季采挖，洗净，干燥。

[产地] 主产于东北三省及内蒙古的，称为"关龙胆"；主产于浙江、江苏、江西、湖南的，称为"山龙胆"；主产于贵州、云南的，称为"贵州龙胆"。

[性状] 龙胆：为不规则的短段，直径 3～10 mm。根茎呈不规则块片，表面暗灰棕色。根呈圆柱形，直径 2～5 mm，外表皮淡黄色或黄棕色，有的有横皱纹，具纵皱纹；切面黄白色或淡棕黄色，木部色较浅。气微，味极苦。

坚龙胆：为不规则的段，根茎表面无横皱纹，膜质外皮易脱落，表面淡黄色或黄棕色，切面皮部黄棕色，木部色较浅。

22. 银柴胡

［来源］石竹科植物银柴胡的干燥根。春、夏间植株萌发或秋后茎叶枯萎时采挖；栽培品于种植后第三年9月中旬或第四年4月中旬采挖，除去残茎、须根及泥沙，晒干。

［产地］主产于宁夏、内蒙古、陕西等省、自治区。

［性状］本品为类圆形或不规则的厚片，直径0.5～2.5 cm。外表皮淡棕黄色至淡棕色，具纵皱纹，有明显或部分明显的空穴状、盘状凹陷（俗称"砂眼"），有时可见茎痕，呈较密集的疣状突起（俗称"珍珠盘"）。切面黄白色至淡黄色，具裂隙，皮部狭，木部宽，具有黄白相间的放射状纹理。质较松。气微，味微甜。

23. 苍术

［来源］菊科植物茅苍术或北苍术的干燥根茎。春、秋两季采挖，除去泥沙，晒干，撞去须根。

［产地］茅苍术主产于江苏等地；北苍术主产于河北、陕西、山西等省。

［性状］生苍术：类圆形或不规则的厚片，直径1～4 cm。外表皮灰棕色、黄至黑棕色，粗糙，具众多残留须根及须根痕。切面黄白色至淡黄色，散有众多红棕色油点，习称"朱砂点"。有的可见筋脉纹和细裂隙。有的可析出白色针状结晶。质稍坚，较松。气香特异，味辛，微苦。

麸炒苍术：切面棕黄色至黄棕色，散在的油点呈棕色，略具焦香气。

24. 泽泻

［来源］泽泻科植物泽泻的干燥块茎。冬季茎叶开始枯萎时采挖，洗净，干燥，除去须根及粗皮。

［产地］主产于福建、四川、江西、广东等省，以福建所产量大、质佳。

［性状］本品为类圆形的厚片，直径2～6 cm。外表皮黄白色至淡黄棕色，散有细小点状突起的须根痕。切面黄白色或淡黄棕色，有多数细孔。质坚，显粉性。气微，味微苦。

25. 防己

［来源］防己科植物粉防己的干燥根。秋季采挖，洗净，除去粗皮，晒至半干，切段，个大者再纵切，干燥。

［产地］主产于浙江、安徽、湖北、湖南、江西等省。

［性状］本品为类圆形、半圆形或不规则的厚片，直径1～5 cm。外表皮淡灰黄色，有的残留外皮。切面灰白色，皮部薄，木部有灰褐色排列稀疏的放射状纹理，有的具裂隙。质坚，粉性。气微，味苦。

26. 远志

[来源] 远志科植物远志或卵叶远志的干燥根皮。春、秋两季采挖，除去须根及泥沙，晒干。

[产地] 主产于山西、陕西等省。

[性状] 制远志：小圆筒形结节状，多弯曲，并有纵裂缝，直径 2～6 mm，外表皮棕褐色或棕红色。全体有较密深陷的横皱纹，有时具细纵纹。质脆，易折断。断面棕黄色，较平坦。气微，味淡，嚼之有刺喉舌感。

27. 独活

[来源] 伞形科植物重齿毛当归的干燥根。春初苗刚发芽或秋末茎叶枯萎时采挖，除去须根及泥沙，烘至半干，堆置 2～3 天，发软后再烘至全干。

[产地] 川独活主产于四川、陕西等省，香独活主产于浙江、安徽等省。

[性状] 本品为类圆形的薄片，直径 0.5～3 cm。外表皮棕褐色或暗褐色，具纵皱纹。切面皮部灰白色或灰褐色，木部灰黄色至黄棕色，散有众多棕色油点，并可见 1 轮或数轮棕色环纹及裂隙。气浓香特异，味苦、辛，略有麻舌感。

28. 秦艽

[来源] 龙胆科植物秦艽、麻花秦艽、粗茎秦艽或小秦艽的干燥根。前三种按性状不同分别习称"秦艽"和"麻花艽"，后一种习称"小秦艽"。春、秋两季采挖，除去泥沙；秦艽及麻花艽晒软，堆置"发汗"至表面呈红黄色或灰黄色时，摊开晒干，或不经"发汗"直接晒干；小秦艽趁鲜时搓去黑皮，晒干。

[产地] 主产于甘肃、陕西、青海、四川、云南、山西、内蒙古、河北等省、自治区。

[性状] 类圆形或不规则的厚片，直径 1～3 cm。外表皮黄棕色、灰黄色或棕褐色，粗糙，有扭曲纵皱纹或网状孔纹。切面皮部黄色或棕黄色，木部黄色，有的中心呈枯朽状。质较松。气特异，味苦、微涩。

29. 威灵仙

[来源] 毛茛科植物威灵仙、棉团铁线莲或东北铁线莲的干燥根及根茎。秋季采挖，除去泥沙，晒干。

[产地] 主产于江西、湖北、广东、山东、湖南等省。产于安徽、浙江省者，习称杜灵仙。

[性状] 本品为不规则的短段，根纤细，圆柱形，直径 1～3 mm，外表皮黑褐色或棕褐色，具细纵皱纹，外皮较易脱落，露出黄白色木部。切面皮部较广黄白色至淡棕色，木部淡黄色，略呈方形或近圆形，皮部与木部间常有裂隙。根茎为不规则薄片，直径 3～5 mm，切面具黄白色网状筋脉纹。质坚脆。气微，味淡、微涩。

30. 徐长卿

［来源］萝藦科植物徐长卿的干燥根及根茎。秋季采挖，除去杂质，阴干。

［产地］主产于江苏、浙江、安徽、山东、湖北、湖南、河南等省。

［性状］本品为不规则的短段，全体表面淡黄白色至淡棕黄色或棕色。根纤细，圆柱形，直径约 1～1.5 mm。切面粉性，皮部类白色或黄白色，形成层环淡棕色，木部细小。根茎呈不规则柱状，有盘节，直径 2～4 mm。外表皮着生多数细短须根，切面黄白色至淡黄色，质坚硬。气香，味微辛凉。

31. 附子

［来源］毛茛科植物乌头子根的加工品。6月下旬至8月上旬采挖，除去母根、须根及泥沙，习称"泥附子"，加工成盐附子、黑顺片、熟附片、白附片、黄附块等规格。

［产地］主产于四川、陕西等省。

［性状］本品为不规则的薄片，直径 2～2.5 cm，外表皮暗褐色至黑褐色，有细皱纹，有的可见小分枝。切面淡黄棕色至淡褐色，半透明，角质状。质坚。气微，味淡。

32. 干姜

［来源］姜科植物姜的干燥根茎。冬季采挖，除去须根及泥沙，晒干或低温干燥。趁鲜切片晒干或低温干燥者称为"干姜片"。

［产地］主产于四川、贵州等省。

［性状］本品为类圆形、长圆形或不规则厚片或块，长 1～6 cm，宽 1～2 cm。外表皮灰黄色至浅灰棕色，粗糙，有的具纵皱纹及环节。切面黄白色或灰白色，略显粉性，横切面内皮层环明显，维管束及黄色油点散有。纵切面或斜切面可见较多的纵向纤维。气香特异，味辛辣。

33. 石菖蒲

［来源］天南星科植物石菖蒲的干燥根茎。秋、冬两季采挖，除去须根及泥沙，晒干。

［产地］主产于江苏、浙江、江西、安徽等省。

［性状］本品为扁圆形的厚片，直径 0.3～1 cm。外表皮灰棕色至暗棕色，有的可见细纵皱纹、节痕、毛状的残留叶基及圆点状根痕。切面类白色，可见众多突起的筋脉小点及淡棕色油点，环纹 1 条明显。质坚。气香，味苦、辛。

34. 天麻

［来源］兰科植物天麻经蒸透后的块茎。立冬后至次年清明前采挖，立即洗净，蒸透，敞开低温干燥。

［产地］主产于四川、云南、湖北、陕西、贵州等省。

［性状］本品为不规则的薄片，有的边缘呈波状。外表皮黄白色至淡棕黄色，有时可

见点状排列的横环纹。切面黄白色至淡棕色，可见色稍淡的筋脉小点，角质样。半透明。气微，味甘。

35. 木香

[来源] 菊科植物木香的干燥根。秋、冬两季采挖，除去泥沙及须根，切段，大的再纵剖成瓣，干燥后撞去粗皮。

[产地] 主产于云南省。

[性状] 蜜麸炒：本品为类圆形或不规则的厚片，直径 0.5～5 cm。外表皮黄棕色至灰褐色，具纵皱纹。切面中部有明显的放射状纹理及裂隙，散有众多黄棕色小油点，并可见深色环纹（形成层）。质坚。气香特异，味苦。

36. 香附

[来源] 莎草科植物莎草的干燥根茎。秋季采挖，燎去毛须，置沸水中略煮或蒸透后晒干，或燎后直接晒干。

[产地] 主产于山东、浙江、福建、湖南、河南等省。

[性状] 制香附：类圆形或不规则厚片，直径 0.3～0.9 cm。全体呈乌黑色。外表可见纵皱纹，有的可见残留须根及横环节。质坚硬，具光泽。气香，味微苦。

37. 丹参

[来源] 唇形科植物丹参的干燥根及根茎。春、秋两季采挖，除去泥沙，干燥。

[产地] 主产于四川、山西、河北、江苏、安徽等省，以四川所产质佳。

[性状] 本品为类圆形或不规则的薄片，直径 0.3～1 cm。外表皮棕红色至暗棕红色，粗糙，具纵皱纹。切面皮部棕红色或紫褐色，可见淡黄色放射状排列的菊花纹及裂隙，有的可见髓部。质坚脆。气微，味微苦涩。

38. 川芎

[来源] 伞形科植物川芎的干燥根茎。夏季当茎上的节盘显著突出并略带紫色时采挖，除去泥沙，晒后烘干，再去须根。

[产地] 主产于四川、湖北、陕西、甘肃、江西、云南、贵州等省，以四川灌县产量大，崇州市产的质量佳。

[性状] 本品为不规则的厚片，边缘多有明显的凹陷与缺刻，形似蝴蝶，习称"蝴蝶片"，直径 2～7 cm。外表皮黄褐色，粗糙。切面黄白色或灰黄色，散有众多黄棕色油点，可见波状环纹（形成层），皮部有散在类圆形灰黄色小点。质坚。气香特异，味苦、辛，稍有麻舌感，微甜。

39. 牛膝

[来源] 苋科植物牛膝除去须根后的干燥根。

［产地］主产于河南省，质佳。

［性状］本品为圆柱形的短段，直径 4～10 mm。外表皮灰黄色至淡棕色，具细纵纹及须根痕，有的可见横向皮孔。切面皮部淡黄色至淡棕色，占大部分，有众多黄白色筋脉小点，排列成 2～4 轮，木部细小，黄白色。质坚，受潮变软。气微，味微甜而稍苦涩。

40. 川牛膝

［来源］苋科植物川牛膝的干燥根。秋、冬两季采挖，除去芦头、须根及泥沙，烘或晒至半干，堆放回润，再烘干或晒干。

［产地］主产于四川、云南、贵州等省。

［性状］本品为圆形或椭圆形的薄片，直径 0.5～3 cm。外表皮灰棕色，有的可见横向皮孔。切面淡黄色至棕黄色，可见众多筋脉小点排列成多轮同心环。质坚韧，有的稍有滋润感。气微，味微甜。

41. 三棱

［来源］黑三棱科植物黑三棱的干燥块茎。冬季至次年春采挖，洗净，削去外皮，晒干。

［产地］主产于江苏、安徽、山东、河南等省。

［性状］本品为类圆形薄片，直径 2～4 cm。外表皮黄白色至灰黄色，残留外皮呈棕褐色，有的可见点状须根痕。切面淡黄色至淡灰棕色，具散在的筋脉小点及筋脉纹。质坚。气微，味淡，嚼之微有麻舌感。

42. 莪术

［来源］姜科植物蓬莪术、广西莪术或温郁金的干燥根茎。后者习称"温莪术"。冬季茎叶枯萎后采挖，洗净，蒸或煮至透心，晒干或低温干燥后除去须根及杂质。

［产地］莪术（文术）主产于四川省，温莪术主产于浙江省，广西莪术主产于广西壮族自治区。

［性状］本品为圆形或椭圆形厚片，直径 1～4 cm。外表皮灰黄色至灰棕色，有时可见环节或须根痕。切面黄绿色或棕褐色，平坦，具灰黄色环（内皮层）及众多散在的筋脉小点。质坚硬。气微香，味微辛而苦。

43. 郁金

［来源］姜科植物温郁金、姜黄或广西莪术的干燥块根。前两者分别习称"温郁金"和"黄丝郁金"，其余按性状不同习称"桂郁金"或"绿丝郁金"。冬季茎叶枯萎后采挖，除去泥沙及细根，蒸或煮至透心，干燥。

［产地］川郁金主产于四川省，温郁金主产于浙江省，桂郁金（莪术）主产于广西壮族自治区。

［性状］本品为椭圆形或长条形的薄片，直径0.5～2.5 cm。外表皮灰黄色或灰棕色，具细密网状皱纹。切面淡棕色或淡黄色，角质样，具灰黄色环（内皮层）。中部易与外周分离或脱落。角质样。气微，味淡、微辛。

44. 延胡索

［来源］罂粟科植物延胡索的干燥块茎。夏初茎叶枯萎时采挖，除去须根，洗净，置沸水中煮至恰无白心时，取出，晒干。

［产地］主产于浙江、湖北、湖南、江西、江苏等省，以浙江产量大。

［性状］醋炙延胡索：本品为不规则的圆形厚片，直径0.5～1.5 cm。外表皮灰黄色至棕黄色，具不规则皱纹。切面深棕色至黄棕色，有的中间略显黄色，折断面棕色至深棕色，具蜡样光泽，质坚硬。气微，味苦。

45. 白及

［来源］兰科植物白及的干燥块茎。夏、秋两季采挖，除去须根，洗净，置沸水中煮或蒸至无白心，晒至半干，除去外皮，晒干。

［产地］主产于贵州、四川、湖南、湖北、安徽、河南、浙江、陕西等省，以贵州产量多、质佳。

［性状］本品为不规则的薄片，片长1.5～5 cm。外表皮灰白色至黄白色，具细皱纹。有的可见须根痕及环节，残留外皮呈黄色至黄褐色。切面类白色，角质样，散有众多筋脉小点。质坚。气微，味苦，嚼之带黏性。

46. 三七

［来源］五加科植物三七的干燥根及根茎。秋季花开前采挖，洗净，分开主根、支根及根茎，干燥。支根习称"筋条"，根茎习称"剪口"。

［产地］主产于云南、广西等省、自治区。

［性状］类圆形或具多角状的薄片，直径0.5～4 cm。外表皮灰黄色至灰褐色，具纵皱纹。有的可见突出的支根或支根痕。切面灰绿、黄绿色或灰白色，粉性或呈角质状，可见一深色环纹和放射状纹理，有的环纹处具裂隙或脱落而成中空。质坚。气微，味苦、微甜。

47. 半夏

［来源］天南星科植物半夏的干燥块茎。夏、秋两季采挖，洗净，除去外皮及须根，晒干。

［产地］主产于四川、云南、贵州、浙江、湖北、湖南、河南、安徽、山东、江苏等省。

［性状］制半夏：类圆形或不规则形薄片，直径0.5～1.5 cm。外表面类白色或浅黄

色，有的可见小凹点状的棕色根痕。切面类白色，粉性，洁白细腻。质坚。气微，味淡。

48. 天南星

［来源］天南星科植物天南星、异叶天南星或东北天南星的干燥块茎。秋、冬两季茎叶枯萎时采挖，除去须根及外皮，干燥。

［产地］主产于河南、河北、山东、湖北、云南、贵州、陕西等省。

［性状］制天南星：肾形或不规则形厚片，直径 1～2 cm。外表面黄白色至淡棕黄色，未除尽外皮部分呈灰褐色，有的可见茎痕及麻点状须根痕。切面黄白色，粉性。质坚脆。气微，味涩、微麻。

49. 桔梗

［来源］桔梗科植物桔梗的干燥根。春、秋两季采挖，洗净，除去须根，趁鲜剥去外皮或不去外皮，干燥。

［产地］主产于江苏、安徽、山东等省。

［性状］本品为椭圆形或不规则的厚片，周边弯曲或具缺刻，直径 0.5～2 cm。外表皮类白色至黄白色，具纵沟、横长皮孔样斑痕及须根痕。切面皮部类白色，较窄，木部黄白色，可见淡棕色至棕色的环纹（形成层）及较多裂隙。质坚。气微，味微甜而后苦。

50. 白前

［来源］萝藦科植物柳叶白前或芫花白前的干燥根及根茎。秋季采挖，洗净，晒干。

［产地］主产于浙江、安徽、福建、江西、湖北、湖南、广西等省、自治区。

［性状］全体呈淡黄色或黄棕色（柳叶白前），或灰绿色至灰黄色（芫花叶白前）；根茎呈细长圆柱形短段状，有分枝，直径 1.5～4 mm。外表皮可见节及细短须根；切面黄白色，中空，质脆，易折断。根纤细，直径 1 mm 以下。气微，味微甜。

51. 前胡

［来源］伞形科植物白花前胡的干燥根。冬季至次春茎叶枯萎或未抽花茎时采挖，除去须根，洗净，晒干或低温干燥。

［产地］主产于浙江、湖南、四川、江西、安徽等省。

［性状］本品为类圆形或不规则的薄片，直径 1～2 cm。外表皮黑褐色或灰黄色，有时残留的纤维状叶鞘残基。切面黄白色，皮部有众多淡棕色油点，可见淡棕色环纹（形成层）和放射状纹理。气芳香，味微苦、辛。

52. 紫菀

［来源］菊科植物紫菀的干燥根及根茎。春、秋两季采挖，除去有节的根茎（习称"母根"）和泥沙，编成辫状晒干，或直接晒干。

［产地］主产于安徽、河北、河南等省及东北三省。

［性状］蜜炙紫菀：根细圆柱形短段状，直径 1～3 mm。外表皮棕褐色或紫棕色，具纵皱纹，根茎为不规则薄片，直径 0.8～2.5 cm。切面具黄色筋脉纹理或排列成环的筋脉小点。质较柔。具蜜香气，味甜。

53. 狗脊

［来源］蚌壳蕨科植物金毛狗脊除去细根、叶柄及金黄色绒毛的干燥根茎。秋、冬两季采挖，除去泥沙，干燥；或去硬根、叶柄及金黄色绒毛，切厚片，干燥，为"生狗脊片"；蒸后晒至六七成干，切厚片，干燥，为"熟狗脊片"。

［产地］主产于福建、四川等省。

［性状］制狗脊：为不规则厚片，多凹凸不平，直径 1～3 cm，全体呈黑褐色。切面近边缘处有 1 条棕黄色隆起的弯曲环纹。质坚硬。气微甜，味微涩。

54. 党参

［来源］桔梗科植物党参、素花党参或川党参的干燥根。秋季采挖，洗净，晒干。

［产地］西党参主产于甘肃、四川、陕西等省，以甘肃文县、四川南坪所产质佳；东党参主产于东北三省；潞党参主产于山西，质较佳；川党参（条党参）主产于四川、湖北、陕西等省；管花党参（白党参）主产于贵州省。

［性状］本品为类圆形的厚片，直径 0.4～2 cm。外表皮灰黄色至棕黄色，具纵皱纹、横长皮孔，有的可见须根痕及横环纹或周围具黑褐色胶状物的枝根痕。切面皮部淡黄色至黄棕色，木部淡黄色，间有深色环带及放射状纹理，有的具裂隙。质稍硬或略带韧性。气微特异，味甜。

55. 太子参

［来源］石竹科植物孩儿参的块根。夏季茎叶大部分枯萎时采挖，洗净，除去须根，置沸水中略烫后晒干或直接晒干。

［产地］主产于山东、江苏、安徽等省。

［性状］本品为细长纺锤形或细长条形，长 3～10 cm，直径 2～6 mm。表面淡黄色，较光滑，微有纵皱纹及须根痕，顶端有茎痕，下端渐细。质脆易折断，断面黄白色，角质状或略带粉性。气微，味微甘。

56. 黄芪

［来源］豆科植物蒙古黄芪或膜荚黄芪除去根头及须根的干燥根。春、秋两季采挖，除去须根及根头，晒干。

［产地］主产于山西、黑龙江、内蒙古等省、自治区，山西浑源为传统产区，以栽培的蒙古黄芪质量为佳。红芪主产于甘肃省。

［性状］本品为圆形或椭圆形的厚片，直径 0.5～3.5 cm。外表皮黄白色或淡棕褐色，

可见纵皱纹或沟纹。切面皮部黄白色，木部淡黄色，习称"金心玉栏"。有淡棕色环纹（形成层），并可见放射状裂隙。有的中心偶呈枯朽状，黑褐色或呈空洞。气微，味微甜，嚼之有豆腥气。

57. 白术

［来源］菊科植物白术的干燥根茎。冬季下部叶枯黄、上部叶变脆时采挖，除去泥沙，烘干或晒干，再除去须根。

［产地］主产于浙江、安徽等省，以浙江产量大。

［性状］麸炒白术：本品为不规则或类圆形的中片，直径 1～7 cm。外表面暗棕色至暗褐色。切面淡棕黄色至棕黄色，具众多小油点，有的可见环纹，木部有时见有放射状纹理及裂隙。质坚。略具焦香气。

58. 山药

［来源］薯蓣科植物薯蓣的干燥根茎。冬季茎叶枯萎后采挖，切去根头，洗净，除去外皮及须根，干燥；也有选择肥大顺直的干燥山药，置清水中，浸至无干心，闷透，切齐两端，用木板搓成圆柱状，晒干，打光，习称"光山药"。

［产地］主产于河南、河北、陕西、江苏、浙江、江西、贵州、四川等省，以河南产量大、质佳。

［性状］本品为类圆形或不规则的厚片，直径 1.5～6 cm。外表面白色至淡黄色，可见纵皱纹，偶见浅棕色外皮残留。切面白色，粉性，有光滑细腻感。体重，质坚脆，易碎。气微，味淡，嚼之有黏性。

59. 甘草

［来源］豆科植物甘草、胀果甘草或光果甘草的干燥根及根茎。春、秋两季采挖，除去须根，晒干。

［产地］主产于内蒙古、陕西、甘肃、青海、新疆等省、自治区，以内蒙古所产质佳，新疆产量大。

［性状］本品为类圆形或椭圆形厚片，直径 0.5～3.5 cm。外表皮红棕色或灰棕色，具纵皱纹，较易开裂。切面黄色白，具深色环纹和放射状纹理及裂隙，有的可见髓部。质坚。气微，味甜而特异。嚼之有纤维残渣。

60. 黄精

［来源］百合科植物滇黄精、黄精或多花黄精的干燥根茎。按形状不同，习称"大黄精""鸡头黄精""姜形黄精"。春、秋两季采挖，除去须根，洗净，置沸水中略烫或蒸至透心，干燥。

［产地］主产于贵州、湖南、四川、湖北、安徽、浙江、河北、内蒙古等省、自治区，

以湖南、贵州产量大、质佳。

［性状］制黄精：不规则的厚片。全体呈乌黑色，滋润，外表皮具纵皱纹，有的可见横环节、须根痕及茎痕。质柔软。折断面黑褐色。微带焦糖气，味甜而微苦。

61. 巴戟天

［来源］茜草科植物巴戟天的干燥根。全年均可采挖，洗净，除去须根，晒至六七成干，轻轻捶扁，晒干。

［产地］主产于广东省。

［性状］本品为扁圆形或不规则的短段，直径0.5～2 cm。外皮灰褐色至黑褐色，具纵皱纹及横皱纹，有的可见横裂纹。切面淡紫色至黑褐色。质坚。气微，味微甜，略带涩。

62. 肉苁蓉

［来源］列当科植物肉苁蓉的干燥带鳞片的肉质茎。春季苗刚出土时或秋季冻土之前采挖，除去花尖，切段，晒干。

［产地］主产于内蒙古自治区。

［性状］淡苁蓉：类圆形、扁圆形或不规则薄片，边缘具不规则波状缺刻，直径2.5～4 cm。外表面棕色或黑棕色，残存三角状鳞叶。切面淡褐色至棕色，可见筋脉点及筋脉纹。质坚。气微，味淡、微苦。

63. 续断

［来源］川续断科植物川续断的根。秋季采挖，除去根头及须根，用微火烘至半干，堆置"发汗"至内部变绿色时，再烘干。

［产地］主产于湖北、湖南、四川等省，以湖北产量大，湖北长阳所产质佳。

［性状］类圆形或不规则薄片，直径0.5～1.2 cm。外表皮灰褐色至黄褐色，具纵皱纹，有的可见须根痕。切面淡褐色、墨绿色或棕色，具放射状纹理或点状花纹。质坚脆。气微温，味苦。

64. 何首乌

［来源］蓼科植物何首乌的干燥块根。秋、冬两季叶枯萎时采挖，削去两端，洗净，个大的切成块，干燥。

［产地］主产于河南、湖北、广西、广东、贵州、四川、江苏等省、自治区。

［性状］制何首乌：不规则厚片，多皱缩，直径2～5 cm。外表皮棕黑色。切面棕褐色至棕黑色，有的可见散在的淡棕色木部。质坚硬。断面有的呈角质样。气微温，味微甘而苦涩。

65. 当归

[来源] 伞形科植物当归的干燥根。秋末采挖，除去须根及泥沙，待水分稍蒸发后，捆成小把，上棚，用烟火慢慢熏干。

[产地] 主产于甘肃岷山山脉及云南省，以甘肃岷县和宕昌产量大、质量佳。

[性状] 类圆形或不规则薄片，直径 0.3～2 cm。外表皮黄褐色至黄棕色，具纵皱纹。切面多裂隙，皮部淡黄色至黄棕色，散有众多棕色油点，木部黄白色，间有淡棕色环纹（形成层）。质柔韧。气香特异，味甜而后微苦辛。

66. 白芍

[来源] 毛茛科植物芍药的根。夏、秋两季采挖，洗净，除去头尾及细根，置沸水中煮后除去外皮或去皮后再煮，晒干。

[产地] 主产于浙江、四川、安徽等省，贵州、湖南、河南、甘肃、陕西等省也产。

[性状] 麸炒白芍：类圆形薄片，直径 1～2.5 cm。外表面暗棕色至暗褐色。切面淡棕黄色至棕黄色。可见稍隆起的筋脉纹呈放射状排列。质坚硬。气微，味微苦。略具焦香气。

67. 北沙参

[来源] 伞形科植物珊瑚菜的根。夏、秋两季采挖，除去须根，洗净，稍晾，置沸水中烫后，除去外皮，干燥。或洗净直接干燥。

[产地] 主产于辽宁、山东、江苏、河北等省，以辽宁产量大、品质佳，以山东莱阳胡城村产品为最佳。

[性状] 类圆形厚片，直径 0.5～1.2 cm。外表面淡黄色，具纵沟纹及根痕，残留栓皮淡黄棕色至黄棕色。切面淡黄白色至黄白色，可见深色环纹。质坚脆。气特异，味微甜。

68. 南沙参

[来源] 桔梗科植物轮叶沙参或杏叶沙参的干燥根。春、秋两季采挖，除去须根，洗后趁鲜刮去粗皮，洗净，干燥。

[产地] 主产于安徽、江苏、浙江、贵州等省。以安徽、江苏、浙江产的质较佳，贵州产量较大。

[性状] 本品为类圆形或不规则厚片，直径 0.8～3 cm。切面黄白色，多裂隙，呈海绵状。体轻，质松。气微，味微甘寒。

69. 天冬

[来源] 百合科植物天门冬的块根。秋、冬两季采挖，洗净，除去茎基和须根，置沸水中煮或蒸至透心，趁热除去外皮，洗净，干燥。

［产地］主产于辽宁、山东、江苏、河北等省，以辽宁产量大、品质佳，以山东莱阳胡城村产品为最佳。

［性状］类圆形或不规则厚片，直径 0.5～2 cm。全体淡黄色至淡黄棕色，略呈透明，角质状。外表面具纵沟纹，残留外皮呈灰黄色。切面中心可见黄色环纹或细木心。质坚韧。气微，味微甜而后微苦。

70. 麦冬

［来源］百合科植物麦冬的干燥块根。夏季采挖，洗净，反复暴晒、堆置，至七八成干，除去须根，干燥。

［产地］主产于浙江、四川等省。

［性状］轧扁的纺锤形块片，长 1～3 cm，膨大部分 5～10 cm，外表皮黄白色至淡黄色，有细皱纹或轧扁的裂隙，并可见细长的木心。质柔韧。断面黄白色，半透明，具类白色木心。气微，味微甜。

71. 常山

［来源］虎耳草科植物常山的干燥根。秋季采挖，除去须根，洗净，晒干。

［产地］主产四川、湖南、湖北、贵州、广西等省、自治区。

［性状］炒常山：不规则薄片，直径 0.5～2 cm。外皮黄色至黄褐色，易剥落，剥落处露出黄色木部。切面黄色至淡棕黄色，具细密放射状纹理。有的可见焦斑。质坚硬。气微，具焦香气，味微苦，久嚼令人作呕。

72. 细辛

［来源］马兜铃科植物北细辛、汉城细辛或华细辛的根及根茎。前两种习称"辽细辛"。夏季果熟期或初秋采挖，除净地上部分和泥沙，阴干。

［产地］主产于辽宁、吉林、黑龙江等省。

［性状］本品呈不规则的段。根茎呈不规则圆柱形，外表皮灰棕色，有时可见环形的节。根细，密生节上，表面灰黄色，平滑或具纵皱纹。切面黄白色或白色。气辛香，味辛辣、麻舌。

学习单元 3　果实与种子类中药饮片的鉴别

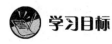

学习目标

➤了解果实与种子类中药饮片的产地

➢熟悉果实与种子类中药饮片的来源及采收加工方法

➢掌握果实与种子类中药饮片的鉴别特征

➢能鉴别果实与种子类饮片，并写出正名

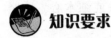 **知识要求**

一、鉴别要点

果实及种子在植物体中是两个不同的器官，但在商品药材中常未严格区分，大多数是一起入药的。

果实类中药的药用部位通常是完全成熟或将近成熟的果实，少数为幼果。多数采用完整的果实，有的采用果实的一部分，或采用部分果皮或全部果皮，或采用带有部分果皮的果柄，或果实上的宿萼，甚至仅采用中果皮部分的维管束组织。鉴别果实类中药，应注意其形状、大小、颜色、顶端、基部、表面、质地、破断面及气味等。

种子类中药的药用部位大多是完整的成熟种子，包括种皮和种仁两部分。也有不少是用种子的一部分，如种皮、假种皮、种仁、胚或发了芽的种子等。鉴别种子类中药，应注意其形状、大小、颜色、表面纹理、种脐、合点和种脊的位置及形态、质地、纵横剖面以及气味等。

二、性状鉴别特征、产地及采收加工方法

1. 麦芽

[来源] 禾本科植物大麦的成熟果实经发芽干燥而得。将麦粒用水浸泡后，保持适宜温、湿度，待幼芽长至约 0.5 cm 时，晒干或低温干燥。

[产地] 全国大部分地区。

[性状] 炒麦芽：为梭形，长 0.8～1.2 cm，宽 3～4 mm。外表面黄色至淡棕黄色，有的具焦斑，须根多数已脱落，具焦香气。背面浑圆，具 5 脉；腹面有一深沟，其下端幼芽常断裂。质坚。气微，味微苦。

2. 火麻仁

[来源] 桑科植物大麻的干燥成熟果实。秋季果实成熟时采收，除去杂质，晒干。

[产地] 主产于浙江、安徽、山东、江苏等省，其他省区也有栽培。

[性状] 本品为卵圆形，长 4～5.5 mm，宽 2.5～4 mm。外皮光滑，灰绿色或灰黄色，有微细的白色或棕色网纹。两边有棱，顶端略尖，基部有 1 圆形果梗痕。果皮薄而脆，易破碎，内含种子 1 枚。种皮暗绿色，种仁乳白色，富油性。气微，味淡。

3. 郁李仁

[来源] 蔷薇科植物欧李、长柄扁桃的干燥成熟种子。前两种习称"小李仁"，后一种习称"大李仁"。夏、秋两季采收成熟果实，除去果肉及核壳，取出种子，干燥。

[产地] 主产于黑龙江、吉林、辽宁、河北等省，商品称"大李仁"，产于河南、山东等省的称"小李仁"。

[性状] 长卵圆形，长 5～7 mm，直径 3～5 mm。表面黄白色、黄棕色或深棕色。顶端尖锐，基部钝圆。全体有细纵纹理，由基部向上伸长。外皮薄，易剥落，内可见黄白色子叶 2 片。质坚。富油性。气微，味微苦。

4. 牵牛子

[来源] 旋花科植物裂叶牵牛或圆叶牵牛的干燥成熟种子。秋末果实成熟、果壳未开裂时采割植株，晒干，打下种子，除去杂质。

[产地] 全国大部分省区均产，主产于江苏、浙江、安徽、河南、山东等省。

[性状] 本品似橘瓣状，长 4～8 mm，宽 3～5 mm。表面灰黑色或淡黄白色，背面有一条浅纵沟，腹面棱线的下端有一点状种脐，微凹。质硬，横切面可见淡黄色或黄绿色皱缩折叠的子叶，微显油性。气微，味辛、苦，有麻感。

5. 栀子

[来源] 茜草科植物栀子的成熟果实。9—11 月果实成熟呈红黄色时采收，除去果梗及杂质，蒸至上汽或置沸水中略烫，取出，干燥。

[产地] 主产于湖南、江西、福建、浙江、四川、湖北等省，以湖南产量大，浙江产质佳。

[性状] 焦栀子：呈长卵圆形或椭圆形，长 0.5～3.5 cm，直径 1～1.5 cm。外表面黑色。具 6 条纵棱，顶端有宿存萼片，基部稍尖，果皮薄而脆。除去果皮后，种子团呈棕褐色。质坚。具焦香气，味苦。

6. 决明子

[来源] 豆科植物决明或小决明的干燥成熟种子。秋季采收成熟果实，晒干，打下种子，除去杂质。

[产地] 主产于江苏、安徽、四川等省。

[性状] 炒决明子：圆柱形似马蹄，一端平截另一端渐尖，长 3～7 mm，宽 2～4 mm。表面棕黄色，有的具焦斑，稍有光泽。两面各有 1 条颜色较浅的条纹。用水浸泡剥开后，可见黄色重叠曲折的子叶 2 片。质坚。气微，味微苦。略具焦香气。

7. 鸦胆子

[来源] 苦木科植物鸦胆子的干燥成熟果实。秋季果实成熟时采收，除去杂质，晒干。

［产地］主产于广东、广西等省、自治区，以广东产量大、质量佳。

［性状］长卵形，两头稍尖，长0.6～1 cm，直径4～7 mm。表面黑灰色，具不规则网状皱纹，网眼呈不规则多角形，两侧有明显的棱线，顶端渐尖，底端有凹陷的果柄痕。外果皮质硬而脆，击碎后，内表面暗黄色，平滑，内含种子1粒。种子卵形，类白色，具网纹，种皮薄，子叶乳白色，富油性。气微，味极苦。

8. 砂仁

［来源］姜科植物阳春砂、绿壳砂或海南砂的干燥成熟果实。夏、秋间果实成熟时采收，晒干或低温干燥。

［产地］主产于泰国、越南、印度尼西亚、缅甸等国。

［性状］去壳砂仁：种子集结成团，具三钝棱，中有白色隔膜；将种子团分成3瓣，每瓣有种子5～26粒。种子为不规则多面体，直径2～3 mm；表面棕红色或暗褐色，有细皱纹，外被淡棕色膜质假种皮；质硬，胚乳灰白色。气芳香而浓烈，味辛凉、微苦。

9. 车前子

［来源］车前科植物车前或平车前的干燥成熟种子。夏、秋两季种子成熟时采收果穗，晒干，搓出种子，除去杂质。

［产地］车前主产于江西、江苏等省，平车前主产于黑龙江、吉林、辽宁、河北等省。

［性状］炒车前子：本品呈椭圆形、不规则长圆形或三角状长圆形，稍扁，马蹄形，长约2 mm，宽约1 mm。外表面黑棕色至黑褐色；一面略凸，一面稍平。有明显脐点，习称"开眼"。质坚硬。气微，味淡。

10. 薏苡仁

［来源］禾本科植物薏苡的干燥成熟种仁。秋季果实成熟时采割植株，晒干，打下果实，再晒干，除去外壳、黄褐色种皮及杂质，收集种仁。

［产地］全国大部分省区均产，主产于福建、河北、辽宁等省。

［性状］宽卵形或长椭圆形，长4～8 mm，宽3～6 mm。表面乳白色，光滑，偶有残存的淡棕色种皮。一端钝圆，另端较宽而微凹，有1淡棕色点状种脐。背面圆凸，腹面有1条较宽而深的纵沟。质坚实。断面白色，粉性。气微，味微甜。

11. 吴茱萸

［来源］芸香科植物吴茱萸、石虎或疏毛吴茱萸的干燥将近成熟果实。8—11月果实尚未开裂时，剪下果枝，晒干或低温干燥，除去枝、叶、果梗等杂质。

［产地］主产于贵州、广西、湖南、云南、四川、陕西及浙江等省、自治区，以贵州、广西产量较大，湖南常德质量佳。

［性状］制吴茱萸：本品呈球形或略呈五角状扁球形，直径2～5 mm。外表面暗褐色

至黑褐色，粗糙不平，顶端稍下凹呈五角形状裂隙，基部有残留的果柄，被有黄色绒毛。果实质坚不易碎。气芳香浓郁，味辛辣而苦。

12. 酸枣仁

［来源］鼠李科植物酸枣的干燥成熟种子。秋末冬初采收成熟果实，除去果肉及核壳，收集种子，晒干。

［产地］主产于河北、陕西、辽宁、河南等省，其中以河北邢台产量大。

［性状］炒酸枣仁：本品为扁圆形或扁椭圆形，长 5～9 mm，宽 5～7 mm。外表面紫棕色至棕黑色，有的可见焦斑，具焦香气。一面平坦，另面微隆起，边缘略薄。大多在平坦的一面中间有隆起，一端有凹陷，可见线形种脐，外皮较脆，内有种仁 2 瓣，浅黄色，油润饱满。气微，味淡。

13. 柏子仁

［来源］柏科植物侧柏的干燥成熟种仁。秋、冬两季采收成熟种子，晒干，除去种皮，收集种仁。

［产地］主产于山东、河南、河北等省。

［性状］本品为长卵形或长椭圆形，长 4～7 mm，直径 0.5～3 mm。表面黄白色或淡黄棕色，外包膜质内种皮，顶端略尖，有深褐色的小点，基部钝圆。质软，富油性。气微香，味淡。

14. 青皮

［来源］芸香科植物橘及其栽培变种的干燥幼果或未成熟果实的果皮。5—6 月收集自落的幼果，晒干，习称"个青皮"；7—8 月采收未成熟的果实，在果皮上纵剖成 4 瓣至基部，除尽瓤瓣，晒干，习称"四花青皮"。

［产地］广东、四川、福建、浙江、广西等省、自治区均产。

［性状］麸炒青皮：呈类圆形厚片或不规则丝状，直径 0.5～2.5 cm。外表面黑绿色或黑褐色，较粗糙，有细密圆形小凹点。切面淡黄色至淡棕黄色，果皮厚 2～4 mm，中央有瓤，有的已破碎或脱落成空洞。质坚。气香，味微苦、辛。

15. 枳实

［来源］芸香科植物酸橙及其栽培变种或甜橙的干燥幼果。5～6 月收集自落的果实，除去杂质，自中部横切为两半，晒干或低温干燥，较小者直接晒干或低温干燥。

［产地］酸橙主要分布在四川等省，称"川枳实"。

［性状］麸炒枳实：本品为不规则弧状条形或圆形薄片。切面外果皮暗棕色，中果皮部分黄白色至黄棕色，近外缘有 1～2 列点状油室，条片内侧或圆片中央具棕褐色瓤囊。气清香，味苦、微酸。

16. 枳壳

［来源］芸香科植物酸橙及其栽培变种的干燥未成熟果实。7 月果皮尚绿时采收，自中部横切为两半，晒干或低温干燥。

［产地］酸橙主要分布在四川等省，称"川枳壳"。

［性状］麸炒枳壳：本品为不规则弧状条形薄片，直径 3～5 cm。外表绿褐色至黑褐色或棕褐色，切面外果皮棕褐色至褐色，中果皮黄白色至黄棕色，近外缘有 1～2 列点状油室，内侧的有少量紫褐色瓤囊。质坚。气香，味苦、微酸。

17. 川楝子

［来源］楝科植物川楝的干燥成熟果实。冬季果实成熟时采收，除去杂质，干燥。

［产地］主产于四川、云南省，以四川产量大，质量也佳。

［性状］炒川楝子：呈类圆形、半球形或不规则厚片，直径 1.5～3.2 cm。外表面焦黄色或黄棕色，有光泽，可见散在的深色小点及焦斑，有的外皮易脱落。切面淡灰黄色至淡灰棕黄色，中间有果核，切开的腔室可见黑色种子。质坚。具焦香气，味苦、微酸。

18. 佛手

［来源］芸香科植物佛手的干燥近成熟果实。秋季果实尚未变黄或变黄时采收，纵切成薄片，晒干或低温干燥。

［产地］主产于广东省，福建、四川、云南等省也有栽培。

［性状］川佛手：不规则薄片，有的可见手指状裂瓣，长 2～6 cm，宽约 1 cm。常有 3～5 个手指状的裂瓣，果实外皮黄绿色为多，具皱纹及油点。切面黄白色至淡棕黄色，散有筋脉点和筋脉纹，外皮薄。质坚而脆，受潮后柔韧。气香，味微甜而后苦。

广佛手：不规则丝条状，长 3～10 cm，多卷曲。果实外皮黄绿色至橙黄色，具不规则皱纹及细小点状突起。切面类白色至黄白色，散有筋脉点和筋脉纹，外果皮薄。质松柔软。气香，味微甜而后苦。

19. 桃仁

［来源］蔷薇科植物桃或山桃的干燥成熟种子。果实成熟后采收，除去果肉及核壳，取出种子，晒干。

［产地］主产于四川、云南、陕西、山东、北京、河北、山西、河南等省、市。

［性状］燀桃仁：本品呈扁长卵形，长 1.2～1.8 cm，宽 0.8～1.2 cm，厚 0.2～0.4 cm。表面浅黄白色，一端尖，中部膨大，另端钝圆稍偏斜，边缘较薄。子叶富油性。气微香，味微苦。

燀山桃仁：呈类卵圆形，较小而肥厚，长约 1 cm，宽约 0.7 cm，厚约 0.5 cm。

20. 莱菔子

[来源] 十字花科植物萝卜的干燥成熟种子。夏季果实成熟时采割植株，晒干，搓出种子，除去杂质，再晒干。

[产地] 全国大部分地区。

[性状] 炒莱菔子：卵圆形或椭圆形，稍扁，长2.5～4 mm，直径2～3 mm。外表赤褐色或紫褐色，平滑。一侧有数条纵沟，一端有圆形种脐。种皮薄而脆，种仁淡黄色，富含油脂。具焦香气，味淡、微苦辛。

21. 山楂

[来源] 蔷薇科植物山里红、山楂的成熟果实。秋季果实成熟时采收，切片，干燥。

[产地] 主产于河北、山东、辽宁、河南等省。

[性状] 炒山楂：本品为圆形片，皱缩不平，直径1～2.5 cm，厚0.2～0.4 cm。外皮棕红色，具皱纹，有灰白色小斑点。果肉深黄色至浅棕色。中部横切片具5粒浅黄色果核，但核多脱落而中空。有的片上可见短而细的果梗或花萼残迹。气微清香，味酸、微甜。

22. 葶苈子

[来源] 十字花科植物独行菜或播娘蒿的干燥成熟种子。前者习称"北葶苈子"，后者习称"南葶苈子"。夏季果实成熟时采割植株，晒干，搓出种子，除去杂质。

[产地] 全国大部分地区。

[性状] 北葶苈子：呈扁卵形，长1～1.5 mm，宽0.5～1 mm。一端钝圆，另一端尖而微凹。种脐位于凹入端。味微辛辣，黏性较强。

南葶苈子：呈长圆形略扁，长约0.8～1.2 mm，宽约0.5 mm。表面棕色或红棕色，微有光泽，具纵沟2条，其中1条较明显。一端钝圆，另一端微凹或较平截，种脐类白色，位于凹入端或平截处。气微，微味辛、苦，略带黏性。

23. 苦杏仁

[来源] 蔷薇科植物杏或山杏、西伯利亚杏、东北杏味苦的干燥成熟种子。夏季采收成熟果实，除去果肉及核壳，取出种子，晒干。

[产地] 主产于我国北方各省、自治区，以内蒙古东部、吉林、辽宁、河北、山西、陕西等地产量大。

[性状] 燀苦杏仁：不规则小块，长0.6～1 cm。类白色至黄白色，外表面平滑，碎断面粗糙。质坚，富油性。气微，味苦。

24. 补骨脂

[来源] 豆科植物补骨脂的干燥成熟果实。秋季果实成熟时采收果序，晒干，搓出果

实，除去杂质。

［产地］主产于四川、河南省，安徽等省也产。商品主产四川者，称"川故脂"；主产河南、安徽等地者，称"怀故脂"。

［性状］盐水炒补骨脂：本品为肾形而略鼓起，长 2～5 mm，宽 2～4 mm。表面黑色或黑褐色。有微细的网纹。质坚实。除去果皮，内有黄白色果仁，显油性。气微香，味微咸。

25. 沙苑子

［来源］豆科植物扁茎黄芪的干燥成熟种子。秋末冬初果实成熟尚未开裂时采割植株，晒干，打下种子，除去杂质，晒干。

［产地］主产于陕西省，河北、山西、辽宁、四川、安徽等省也产。

［性状］本品略呈肾形而稍扁，长 2～2.5 mm，宽 1.5～2 mm，厚约 1 mm。表面光滑，褐绿色或灰褐色，边缘一侧微凹处具圆形种脐。质坚硬，不易破碎。子叶 2 片，淡黄色，胚根弯曲，长约 1 mm。无臭，味淡，嚼之有豆腥味。

26. 菟丝子

［来源］旋花科植物菟丝子的干燥成熟种子。秋季果实成熟时采收植株，晒干，打下种子，除去杂质。

［产地］全国大部分省区均产，以辽宁、吉林、江苏、河南、山东省为主产区。

［性状］本品呈类球形，直径 1～2 mm。表面灰棕色或棕褐色，粗糙，种脐线形或扁圆形。质坚实，不易以指甲压碎。气微，味淡。

27. 枸杞子

［来源］茄科植物宁夏枸杞的干燥成熟果实。夏、秋两季果实呈红色时采收，热风烘干，除去果梗，或晾至皮皱后，晒干，除去果梗。

［产地］产于宁夏回族自治区中宁、中卫、灵五一带者，称宁夏杞子或西枸杞；产于河北、山西等省者，称津杞或血杞。

［性状］椭圆形，长 0.7～1.8 cm，宽 3～7 mm，中部略膨大，两端微尖，果皮鲜红色或暗红色。全体具皱纹，略有光泽，一端有果柄痕迹，另一端有突起的小点，即柱基。肉质柔软滋润，内含多数黄色种子，扁平似肾形。气微，味甜、微酸。

28. 女贞子

［来源］木犀科植物女贞的成熟果实。冬季果实成熟时采收，除去枝叶，稍蒸或置沸水中略烫后，干燥；或直接干燥。

［产地］主产于浙江、江苏、湖南、福建、广西、江西及四川等省、自治区。

［性状］制女贞子：本品呈卵形、椭圆形或肾形，长 6～8.5 mm，直径 3.5～

5.5 mm。表面灰黑色至黑色，皱缩不平，基部有果梗痕或具宿萼及短梗。体轻。外果皮薄，中果皮较松软，易剥离，内果皮木质，黄棕色，具纵棱，破开后种子通常为 1 粒，肾形，紫黑色，油性。气微，味甘、微苦涩。

29. 山茱萸

［来源］山茱萸科植物山茱萸的干燥成熟果肉。秋末冬初果皮变红时采收果实，用文火烘或置沸水中略烫后，及时除去果核，干燥。

［产地］主产于浙江省，河南、安徽等省也产，以浙江产量大、质佳，有"杭萸肉""淳萸肉"之称。

［性状］制山茱萸：本品呈不规则的片状或囊状，长 1~1.5 cm，宽 0.5~1 cm。表面紫黑色，皱缩，有光泽。顶端有的有圆形宿萼痕，基部有果梗痕。质柔软。气微，味酸、涩、微苦。

30. 五味子

［来源］木兰科植物五味子的干燥成熟果实，习称"北五味子"。秋季果实成熟时采摘，晒干或蒸后晒干，除去果梗及杂质。

［产地］北五味子主产于辽宁、吉林、黑龙江、河北等省，华中五味子，即南五味子，主产于陕西、甘肃、山西、河南、湖北、云南等省。

［性状］制五味子：不规则的球形或扁球形，直径 5~8 mm。表面黑色或棕黑色，皱缩，果肉稍厚或薄而紧贴种子，有的表面出现"白霜"。种子 1~2 枚，肾形，表面棕色，有光泽，质坚脆。果肉气微，味酸；种子破碎后有香气，味酸、微辛。

31. 使君子

［来源］使君子科植物使君子的干燥成熟果实。秋季果皮变紫黑色时采收，除去杂质，干燥。

［产地］主产于四川等省，福建、广东、广西、江西、云南等省、自治区也产。

［性状］使君子仁：本品呈长椭圆形或纺锤形，长约 2 cm，直径约 1 cm。表面紫褐色或黑褐色，有多数纵皱纹。种皮易剥离，子叶 2 片，黄白色，有油性，断面有裂隙。气微香，味微甜。

32. 槟榔

［来源］棕榈科植物槟榔的干燥成熟种子。春末至秋初采收成熟果实，用水煮后，干燥，除去果皮，取出种子，干燥。

［产地］主产于广东、云南、台湾等省。国外以印度尼西亚、印度、斯里兰卡、菲律宾等地产量大。

［性状］本品为圆形或类圆形极薄片，直径 1.5~3 cm。切面具红棕色与白色相间的

大理石样花纹，中间有的呈孔洞。质坚脆。气微，味微涩、微苦。

33. 连翘

［来源］木犀科植物连翘的干燥果实。秋季果实初熟尚带绿色时采收，除去杂质，蒸熟，晒干，习称"青翘"；果实熟透时采收，晒干，除去杂质，习称"老翘"。

［产地］主产于山西、河南、陕西、山东等省，以山西、河南省产量大。

［性状］多已裂成2瓣，似瓢状。顶端尖而反卷，基部有凹陷，长1.5～2.5 cm，直径0.5～1.3 cm。外表面黄棕色至红棕色或绿褐色，具不规则纵皱纹及多数突起小斑点，并有1条明显的纵沟。内表面多为浅黄棕色，平滑，具一纵隔。质坚。气微香，味微苦。

34. 马兜铃

［来源］马兜铃科植物马兜铃或北马兜铃的干燥成熟果实。秋季果实由绿变黄时采收，干燥。

［产地］主产于黑龙江、吉林、辽宁、河北、河南、山东、陕西等省。

［性状］卵圆形似马铃，长3～7 cm，直径2～4 cm。顶端平钝，有突起残留柱基，底部有果柄。外皮黄绿色，陈久者为灰黄色，表面有6条隆起的纵棱。体质轻脆，易破裂。破裂后皆为6瓣形，有筋脉相连，内有纸样的膜，相隔成6室。每室含有多数种子，呈扁方圆形或扁三角形，边缘淡棕色，中心棕色，有薄膜贴附其上。气微特异，味微苦。

35. 肉豆蔻

［来源］肉豆蔻科植物豆蔻的干燥种仁。

［产地］产于印度、马来半岛和西印度群岛等地。

［性状］椭圆形，直径1～1.8 cm。外表面棕褐色至黑棕色，粗糙，具网状沟纹。切面可见淡棕色与棕色交错的大理石样花纹。质坚脆。断面显油润。气香，味辛辣、微苦。

36. 芥子

［来源］十字花科植物白芥或芥的干燥成熟种子。前者习称"白芥子"，后者习称"黄芥子"。夏末秋初果实成熟时采割植株，晒干，打下种子，除去杂质。

［产地］全国大部分地区均产，主产于浙江、安徽等省。

［性状］本品为球形，直径1.5～2.5 mm。表面灰白色至淡黄色，具细微的网纹，有明显的点状种脐。种皮薄而脆，破开后内有白色折叠的子叶，有油性。气微，味辛辣。

37. 覆盆子

［来源］蔷薇科植物华东覆盆子的干燥果实。夏初果实由绿变绿黄时采收，除去梗、叶，置沸水中略烫或略蒸，取出，干燥。

［产地］主产于浙江、福建及湖北等省，陕西、贵州、东北等省也产。

［性状］本品为聚合果，由多数小核果聚合而成，呈圆锥形或扁圆锥形，高0.6～

1.3 cm，直径 0.5～1.2 cm。表面黄绿色或淡棕色，顶端钝圆，基部中心凹入。宿萼棕褐色，下有果梗痕。小果易剥落，每个小果呈半月形，背面密被灰白色茸毛，两侧有明显的网纹，腹部有突起的棱线。体轻，质硬。气微，味微酸涩。

38. 木瓜

[来源] 蔷薇科贴梗海棠的近成熟果实。夏、秋两季果实绿黄时采收，置沸水中烫至外皮灰白色，对半纵剖，晒干。

[产地] 主产于四川、湖北、安徽、浙江等省，湖南、福建、陕西、山东等省也产。以产于安徽宣城、浙江淳安者质佳。四川木瓜产量大，称川木瓜。榠楂（光皮木瓜）主产于陕西、山东、安徽、江苏、浙江、湖北、江西和广西等。

[性状] 本品呈类月牙形薄片。外表紫红色或红棕色，有不规则的深皱纹，切面棕红色。气微清香，味酸。

39. 乌梅

[来源] 蔷薇科植物梅的近成熟果实。夏季果实近成熟时采收，低温烘干后闷至色变黑。

[产地] 主产于福建、四川、浙江等等，以浙江产质量较佳。

[性状] 制乌梅：呈类球形或扁球形，直径 1.5～3 cm。表面乌黑色或棕黑色，皱缩不平，基部有圆形果梗痕。果核坚硬，椭圆形，棕黄色，表面有凹点；种子扁卵形，淡黄色。气微，味极酸。

40. 金樱子

[来源] 蔷薇科植物金樱子的干燥成熟果实。10—11月果实成熟变红时采收，干燥，除去毛刺。

[产地] 广东、四川、贵州、福建、湖北、湖南、江西、江苏、浙江等省均产。

[性状] 本品为花托发育而成的假果，呈倒卵形，长 2～3.5 cm，直径 1～2 cm。表面红黄色或红棕色，有突起的棕色小点，系毛刺脱落后的残基。顶端有盘状花萼残基，中央有黄色柱基，下部渐尖。质硬。切开后，花托壁厚 1～2 mm，内有多数坚硬的小瘦果，内壁及瘦果均有淡黄色绒毛。气微，味甘、微涩。

41. 陈皮

[来源] 芸香科植物橘的干燥成熟果皮。

[产地] 广东、四川、福建、浙江、广西等省、自治区均产。

[性状] 不规则的丝条，长 0.3～1 cm。外表面暗红棕色、暗红褐色或橙红色，有细皱纹及众多凹下的圆形小点。内表面类白色，粗糙，有的附着筋络，质稍坚脆。气香特异，味辛辣而苦。

42. 胖大海

[来源] 梧桐科植物胖大海的干燥成熟种子。

[产地] 产于越南、泰国、印度尼西亚及马来西亚等国，以越南所产质佳，印度尼西亚所产质次。

[性状] 椭圆形，近似橄榄，长 2～3 cm，直径 1.1～1.8 cm。外表面棕色至暗棕色，微具光泽，具不定形皱纹。两端渐尖，一端有类圆形脐点。外皮质松而脆，易破碎，剥去种皮，内有淡黄棕色薄层软壳，壳内包有 2 瓣暗棕褐色种仁，呈扁圆形双合状。以水泡后种皮破裂膨胀似海绵状。气微，种皮味淡，嚼之有黏液感，种仁味麻辣。

43. 小茴香

[来源] 伞形科植物茴香的干燥成熟果实。秋季果实初熟时采割植株，晒干，打下果实，除去杂质。

[产地] 主产于内蒙古、山西、黑龙江等省、自治区，以山西产量较多，内蒙古产质佳。

[性状] 圆柱形（双悬果）或半圆柱形（分果），形似稻谷或稍弯曲，长 4～7 mm，直径 1.5～2.5 mm。表面淡黄色或黄绿色，有 5 条明显的纵棱线。两端显钝尖，一端有花柱残茎微突起，另一端为细小果柄，有的已脱落。果实有时纵分为 2 个分果，腹部稍平，有黄、棕相间的条纹。气香特异，味微甜、辛。

44. 蛇床子

[来源] 伞形科植物蛇床的干燥成熟果实。夏、秋两季果实成熟时采收，除去杂质，晒干。

[产地] 主产于河北、浙江、江苏、四川等省。

[性状] 椭圆形，由二分果合成，长 2～3 mm，直径 1.5～2 mm。表面黄绿色或灰绿色。每一分果的背面有 5 条突起纵棱。分果结合面微呈弯弓形，可见 2 条棕色略突起的纵棱，其中夹有 1 条浅色的线状物。质松脆，揉搓后浮皮可脱落，内可见细小种籽粒。气香特异，味辛凉、有麻舌感。

45. 牛蒡子

[来源] 菊科植物牛蒡的干燥成熟果实。秋季果实成熟时采收果序，晒干，打下果实，除去杂质，再晒干。

[产地] 主产于吉林、辽宁、黑龙江、浙江等省。东北产量大，称"关大力子"。浙江桐乡所产质佳，称"杜大力子"。

[性状] 炒牛蒡子：瘦长扁卵形，稍弯曲，长 5～7 mm，宽 2～3 mm。表面灰褐色，有数条微突起的纵脉，散有黑色斑点。顶端较宽，基部狭窄，具果柄痕。外皮坚脆。断面

黄白色至淡黄色，子叶富油性。有焦香气，味苦后微辛而微麻舌。

46. 益智

［来源］姜科植物益智的干燥成熟果实。夏、秋间果实由绿变红时采收，晒干或低温干燥。

［产地］主产于海南、广东等省。

［性状］盐水炒益智仁：不规则偏圆形种子或已碎的种子团。种子团长 1～1.4 cm，可见淡棕色隔膜。种子直径约 3 mm，外表面棕褐色至黑褐色，背面平坦而微凹，腹面中央也有凹陷，两凹陷处有凹沟连接，质坚。气微香特异，味微辛、微苦、咸。

学习单元4 茎木类中药饮片的鉴别

学习目标

➤了解茎木类中药饮片的产地

➤熟悉茎木类中药饮片的来源及采收加工方法

➤掌握茎木类中药饮片的鉴别特征

➤能鉴别茎木类饮片，并写出正名

知识要求

一、鉴别要点

茎木类中药包括药用木本植物的茎或仅用其木材部分，以及少数草本植物的茎藤。鉴别此类药材应注意其形状、大小、粗细、表面、颜色、质地、断面及气味等，带有叶的茎枝，还应观察叶的特征。

二、性状鉴别特征、产地及采收加工方法

1. 桂枝

［来源］樟科植物肉桂的干燥嫩枝。春、夏两季采收，除去叶，晒干，或切片晒干。

［产地］主产于广东省、广西壮族自治区，以广东产量大。

［性状］圆形薄片，直径 0.3～1 cm。外表皮红棕色至棕色，外皮易脱落。切面皮部

薄，棕色，木部宽广，淡棕色，中央有色较深的髓部。质坚。气香特异，味微甜而辛。

2. 川木通

[来源] 毛茛科植物小木通或绣球的干燥藤茎。春、秋两季采收，除去粗皮，晒干，或趁鲜切薄片，晒干。

[产地] 主产于四川、陕西、湖北、贵州等省。

[性状] 类圆形薄片，直径1～2 cm。外表面淡棕色至棕褐色，具粗纵棱线。切面淡黄色至淡棕色，具放射状纹理，并密布小孔，中央有细小的髓部。质坚硬。气微，味淡。

3. 鸡血藤

[来源] 豆科植物密花豆的干燥藤茎。秋、冬两季采收，除去枝叶，切片，晒干。

[产地] 主产于广西、云南等省、自治区。

[性状] 不规则厚片，大小不一。外皮淡棕色至灰褐色，脱落处呈红棕色。切面黄棕色至红棕色，皮部薄。木部具多数小孔和红棕色至黑棕色的树脂状分泌物，有的可见相间排列呈条带状或半环状。破碎面具纵直纹理。质坚硬，纤维性。气微，味涩。

4. 钩藤

[来源] 茜草科植物钩藤、大叶钩藤、毛钩藤、华钩藤干燥带钩的茎枝。秋、冬两季采收，去叶，切段，晒干。

[产地] 主产于广西、江西、湖南、浙江等省、自治区，以广西产量大、质量佳。

[性状] 圆柱形或类方形长段，直径2～4 mm。切面淡红棕色，有髓。质坚。气微，味甘，微寒。

 学习单元5　皮类中药饮片的鉴别

 学习目标

➢ 了解皮类中药饮片的产地

➢ 熟悉皮类中药饮片的来源及采收加工方法

➢ 掌握皮类中药饮片的鉴别特征

➢ 能鉴别皮类饮片，并写出正名

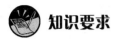 **知识要求**

一、鉴别要点

皮类中药大多为木本植物茎干的皮，少数为根皮或枝皮。皮类饮片多为丝状、段状或不规则的块片状，鉴别时应注意观察其形状、外表面、内表面、颜色、切面和气味。

二、性状鉴别特征、产地及采收加工方法

1. 牡丹皮

［来源］毛茛科植物牡丹的干燥根皮。秋季采挖根部，除去细根和泥沙，剥取根皮，晒干或刮去粗皮，除去木心，晒干。前者习称"连丹皮"，后者习称"刮丹皮"。

［产地］主产于四川、安徽、甘肃、陕西、山东等省，以四川、安徽产量大，安徽铜陵凤凰山所产质量佳，称为"凤丹皮"。

［性状］本品呈圆形或卷曲形的薄片。连丹皮外表面灰褐色或黄褐色，栓皮脱落处粉红色；刮丹皮外表面红棕色或淡灰黄色。内表面有时可见发亮的结晶。切面淡粉红色，粉性。气芳香，味微苦而涩。

2. 黄檗

［来源］芸香科植物黄皮树或黄檗的干燥树皮，习称"川黄檗"。剥取树皮后，除去粗皮，晒干。

［产地］关黄檗主产于辽宁、吉林、河北，以辽宁产量大；川黄檗主产于四川、贵州、陕西，以四川、贵州产量大、质量佳。

［性状］本品呈丝条状而稍向内卷曲，长约 4 cm，宽约 3 cm，皮厚 2～5 cm。外表面黄褐色或黄棕色，平坦或具细密纵纹。内表面暗黄色或淡棕色，具纵棱纹。切面深黄色，呈裂片状分层。体轻，质硬，嚼之有黏性。气微，味极苦。

3. 秦皮

［来源］木犀科植物苦枥白蜡树、白蜡树、尖叶白蜡树或宿柱白蜡树的干燥枝皮或干皮。春、秋两季剥取，晒干。

［产地］主产于辽宁省。

［性状］本品为条状或稍弯曲，有的呈半卷筒状，长短不一；皮厚 2～4 mm。外表皮灰黄色、灰棕色至黑棕色，平坦或稍粗糙，有的具龟裂状沟纹及红棕色圆形或横长的皮孔。内表面黄白色或棕色，具细纵皱纹。切面黄白色。气微，味苦。热水浸泡显蓝色荧光。

4. 地骨皮

[来源] 茄科植物枸杞或宁夏枸杞的干燥根皮。春初或秋后采挖根部，洗净，剥取根皮，晒干。

[产地] 主产于山西、河南、浙江、江苏，以山西、河南产量大，江苏、浙江所产质量佳，称南地骨皮。

[性状] 本品呈筒状或槽状，长3～10 cm，宽0.5～1.5 cm，厚0.1～0.3 cm。外表面灰黄色至棕黄色，粗糙，有不规则纵裂纹，易成鳞片状剥落。内表面黄白色至灰黄色，较平坦，有细纵纹。体轻，质脆，易折断，断面不平坦，外层黄棕色，内层灰白色。气微，味微甘而后苦。

5. 厚朴

[来源] 木兰科植物厚朴或凹叶厚朴的干燥干皮、根皮及枝皮。4—6月剥取，根皮及枝皮直接阴干；干皮置沸水中微煮后，堆置阴湿处，"发汗"至内表面变紫褐色或棕褐色时，蒸软，取出，卷成筒状，干燥。

[产地] 主产于四川、湖北、浙江，以四川、湖北所产质量佳，称紫油厚朴，浙江所产称温朴。

[性状] 本品呈弯曲的丝条状或单、双卷筒状，长约4 cm，宽约3 mm，皮厚1～7 mm。外表面灰褐色，有的可见椭圆形皮孔或纵皱纹。内表面紫褐色或深紫褐色较平滑，具细密纹孔，划之显油痕。切面颗粒性，有油性，无细小结晶。气香，味辛辣、微苦。

6. 浙桐皮

[来源] 芸香科植物樗叶花椒或朵椒的干燥树皮。

[产地] 主产于湖北、云南及福建。

[性状] 本品为条片状或稍弯曲丝状，有的呈半卷筒状，长短不一，长不过5 cm，皮厚1～5 mm。长约4 cm，皮厚1～3 mm。外表皮灰黄色、灰褐色至褐绿色，略粗糙，具纵裂纹，有的可见类半圆形的乳头状钉刺或钉刺痕凸起。内表面棕黄色至褐棕色，具细纵皱纹。切面淡棕褐色，近外皮处有断续排列不整齐的淡黄色条带。质坚。气微，味微苦，有麻舌感。

7. 香加皮

[来源] 萝摩科植物杠柳的干燥根皮。春、秋两季采挖，剥取根皮，晒干。

[产地] 主产于湖北、云南及福建，湖南、广西等省、自治区也产。

[性状] 本品呈卷筒状或槽状，少数呈不规则的块片状，皮厚2～4 mm。外表面灰棕色或黄棕色，栓皮常呈鳞片状。内表面淡黄色或淡黄棕色，有细纵纹。切面黄白色。有特异香气，味苦。

8. 杜仲

[来源] 杜仲科植物杜仲的干燥树皮。4—6月剥取，刮去粗皮，堆置"发汗"至内皮呈紫褐色，晒干。

[产地] 主产于四川、陕西、湖北、河南、贵州，以四川、贵州产量大、质佳。

[性状] 盐水炒杜仲：长方形块状，长3～5 cm，宽3 cm，皮厚2～5 mm。外表面黑褐色，内表面焦黑色。切面淡棕色，具小型松泡状突起，折断时无丝状物相连。质坚脆。具焦香气，味微咸。

9. 肉桂

[来源] 樟科植物肉桂的干燥干皮。多于秋季剥取，阴干。

[产地] 主产于广西、广东，以广西产量大。越南亦产。

[性状] 本品为薄片状，稍弯曲，皮厚2～8 mm。外表面棕色至红棕色或略带灰褐色，稍粗糙，有不规则细皱纹及横向突起的皮孔，有的可见灰白色斑纹，内表面红棕色，略平坦，划之显油痕。切面黄棕色至棕色，有的中间可见一条色浅的线带。质硬而脆，易折断，断面显油性。气香特异，味甜、微辣。

学习单元6　叶类中药饮片的鉴别

学习目标

➤了解叶类中药饮片的产地

➤熟悉叶类中药饮片的来源及采收加工方法

➤掌握叶类中药饮片的鉴别特征

➤能鉴别叶类饮片，并写出正名

知识要求

一、鉴别要点

叶类中药多用完整、成熟而干燥的叶，多为单叶，少数用复叶的小叶。叶类中药的鉴定，首先应观察叶片的类型（单叶、复叶），叶片的形状（披针形、椭圆形、卵形），叶片的叶缘、叶端、叶基、叶脉、叶柄等，叶片的大小、表面附着物、色泽、质地、气味等。

二、性状鉴别特征、产地及采收加工方法

1. 大青叶

［来源］十字花科植物菘蓝的干燥叶。夏、秋两季分 2～3 次采收，除去杂质，晒干。

［产地］主产于江苏、安徽、河北、河南、浙江等省，以江苏产量较大。

［性状］本品为不规则的碎段。叶片暗灰绿色，叶上表面有的可见色较深稍突起的小点；叶柄碎片淡棕黄色。质脆。气微，味微酸、苦、涩。

2. 艾叶

［来源］菊科植物艾的干燥叶。夏季花未开时采摘，除去杂质，晒干。

［产地］主产于安徽、山东等省。

［性状］本品多皱缩、破碎，有短柄。完整叶片展平后呈卵状椭圆形，羽状深裂，裂片椭圆状披针形，边缘有不规则的粗锯齿；上表面灰绿色或深黄绿色，有稀疏的柔毛及腺点；下表面密生灰白色绒毛。质柔软。气清香，味苦。

3. 枇杷叶

［来源］蔷薇科植物枇杷的干燥叶。全年均可采收，晒至七八成干时，扎成小把，再晒干。

［产地］主产于广东、广西、江苏、浙江。以江苏产量大，通称"苏杷叶"；广东产质量佳，通称"广杷叶"。

［性状］本品呈丝条状。表面灰绿色、黄棕色或红棕色，较光滑。下表面可见绒毛，主脉突出。革质面脆。气微，味微苦。

4. 番泻叶

［来源］豆科植物狭叶番泻或尖叶番泻的干燥叶。

［产地］狭叶番泻主产于印度南部；尖叶番泻主产于埃及尼罗河上游及中游地区，多由亚历山大港输出。我国云南沅江也有试种番泻叶，生长较好。

［性状］狭叶番泻：呈长卵形或卵状披针形，长 1.5～5 cm，宽 0.4～2 cm，全缘，叶端急尖，叶基稍不对称。上表面黄绿色，下表面浅黄绿色，无毛或近无毛，叶脉稍隆起。革质。气微弱而特异，味微苦，稍有黏性。

尖叶番泻：呈披针形或长卵形，略卷曲，叶端短尖或微突，叶基不对称，两面均有细短毛茸。

5. 淫羊藿

［来源］小檗科植物淫羊藿、箭叶淫羊藿、毛淫羊藿或朝鲜淫羊藿的干燥地上部分。夏、秋季茎叶茂盛时采割，晒干或阴干。

［产地］主产于陕西、湖南、湖北、四川。

［性状］本品呈丝片状。上表面黄绿色或浅黄色，下表面灰绿色，网脉明显。中脉及细脉凸出，边缘具黄色次毛状细锯齿。近革质。气微，味微苦。

 学习单元7 花类中药饮片的鉴别

 学习目标

➤ 了解花类中药饮片的产地

➤ 熟悉花类中药饮片的来源及采收加工方法

➤ 掌握花类中药饮片的鉴别特征

➤ 能鉴别花类饮片，并写出正名

 知识要求

一、鉴别要点

花类中药通常包括完整的花（已开放的花和未开放的花蕾）、花序或花的某一部分（雄蕊、花柱、柱头、花粉粒）。完整的花在鉴别时要注意观察花托、萼片、花瓣、雄蕊和雌蕊的数目及其着生位置、形状、颜色、被毛与否、气味等；如以花序入药，还需注意花序类别、总苞片或苞片等。

二、性状鉴别特征、产地及采收加工方法

1. 夏枯草

［来源］唇形科植物夏枯草干燥带花的果穗。夏季果穗呈棕红色时采收，除去杂质，晒干。

［产地］主产于江苏、安徽、浙江，以江苏、安徽产量大，江苏南京地区所产穗长柄短、棕红色，质量佳。

［性状］本品呈圆柱形，略扁，长 1.5～8 cm，直径 0.8～1.5 cm；淡棕色至棕红色。全穗由数轮至 10 数轮宿萼与苞片组成，每轮有对生苞片 2 片，呈扇形，先端尖尾状，脉纹明显，外表面有白毛。每一苞片内有花 3 朵，花冠多易脱落，宿萼二唇形，内有小坚果

4 枚，卵圆形，棕色，尖端有白色突起。体轻。气微，味淡。

2. 金银花

[来源] 忍冬科植物忍冬的干燥花蕾或初开的花。夏初花开放前采收，干燥。

[产地] 主产于河南、山东等省，以河南所产质佳。商品称"南银花"或"密银花"。山东产量大，商品称"东银花"或"济银花"。

[性状] 本品呈棒状，上粗下细，略弯曲，长 2～3 cm，上部直径约 3 mm，下部直径约 1.5 mm。表面黄白色或绿白色（储久色渐深），密被短柔毛。偶见叶状苞片。花萼绿色，先端 5 裂，裂片有毛，长约 2 mm。开放者花冠筒状，先端二唇形；雄蕊 5 个，附于筒壁，黄色；雌蕊 1 个，子房无毛。气清香，味淡、微苦。

3. 丁香

[来源] 桃金娘科植物丁香的干燥花蕾。当花蕾由绿色转红时采摘，晒干。

[产地] 主产于马来西亚槟榔屿安波拿岛、印度尼西亚马鲁古群岛、东非桑给巴尔岛及奔巴岛。以桑给巴尔岛产量大，占世界丁香产量的大部分；以槟榔屿所产质佳。

[性状] 本品略呈研棒状，长 1～2 cm。花冠圆球形，直径 0.3～0.5 cm，花瓣 4 枚，复瓦状抱合，棕褐色至褐黄色，花瓣内为雄蕊和花柱，搓碎后可见众多黄色细粒状的花药。萼筒圆柱状，略扁，有的稍弯曲，长 0.7～1.4 cm，直径 0.3～0.6 cm，红棕色或棕褐色，上部有 4 枚三角状的萼片，十字状分开。质坚实，富油性。气芳香浓烈，味辛辣、有麻舌感。

4. 玫瑰花

[来源] 蔷薇科植物玫瑰的干燥花蕾。春末夏初花将开放时分批采收，及时低温干燥。

[产地] 主产于江苏、浙江、山东、安徽，以浙江吴兴所产质佳。

[性状] 本品为花蕾卵圆形或类球形，直径 1～2 cm。花瓣呈覆瓦状排列，质薄而脆，短而圆，色紫红鲜艳。中央为黄色花蕊。宿萼绿色，其上端分裂成 5 片萼片，下端膨大呈球形。气芳香浓郁，味甘、微苦涩。

5. 代代花

[来源] 芸香科植物代代花的干燥花蕾。

[产地] 江苏苏州大量栽植，浙江也产。

[性状] 本品为略呈棒槌状，顶端膨大，长 1.5～2 cm，膨大部分直径约 6 mm，具短柄。花萼先端 5 裂，基部联合，灰绿色，表面凹凸不平。花瓣 5 枚，黄白色，顶端覆盖呈覆瓦状，质脆易碎，破折后露出花丝联合成几组雄蕊群。体轻，质脆。气香特异，味微苦。

6. 红花

[来源] 菊科植物红花的干燥花。夏季花由黄变红时采摘，阴干或晒干。

[产地] 各地均有栽培，以河南产量大。

[性状] 本品为不带子房的管状花，长 1 cm，红色或红黄色。花冠筒细长，先端 5 裂，裂片呈狭条形，长 5～8 mm；雄蕊 5 枚，花药聚合成筒状，黄白色；柱头长圆柱形，顶端微分叉。质柔软。气微香，味微苦。

7. 辛夷

[来源] 木兰科植物望春花、玉兰或武当玉兰的干燥花蕾。冬末春初花未开放时采收，除去枝梗，阴干。

[产地] 主产于四川、河南、安徽、湖北，以四川、河南产量较大。

[性状] 本品为圆锥形，似毛笔头，长 2～4 cm，顶端尖而底粗，下有木质短柄，外层由苞片包裹，被黄白色光亮的绒毛。剥去外苞片内有紫棕色花瓣，除去花瓣内有螺旋状排列的花心。质脆，易折断。气香特异，味辛、微苦。

8. 月季花

[来源] 蔷薇科植物月季的干燥花。全年均可采收，花微开时采摘，阴干或低温干燥。

[产地] 主产于江苏、湖北、山东，以江苏产量大、质量佳。

[性状] 本品为卵圆形或类球形的花蕾，花色紫红或淡红，花瓣多数，呈长圆形，有细脉纹理，中央有黄色花蕊，花蒂绿色，上端裂为 5 片，下端膨大成长圆形。体轻，质脆，易破碎。气微香，味淡、微苦。

9. 旋覆花

[来源] 菊科植物旋覆花或欧亚旋覆花的干燥头状花序。夏、秋两季花开放时采收，除去杂质，阴干或晒干。

[产地] 主产于河南、江苏、河北、浙江、安徽等省，以河南产量大，江苏、浙江所产质佳。

[性状] 本品为扁球形，总苞的苞片数层，披针形，黄绿色，下有花柄残基，被毛茸。花冠外层的舌状花线形，瓣片金黄色，多卷曲，内层管状花筒形。体轻，质软，易散碎。气微，味微苦。

10. 款冬花

[来源] 菊科植物款冬的干燥花蕾。12 月或地冻前采挖，除去花梗及泥沙，阴干。

[产地] 主产于河南、甘肃、山西等省。以河南产量最大；甘肃灵台、陕西榆林所产质佳，称"灵台冬花"。

[性状] 蜜炙款冬花：棒状，花蕾常 2～3 个集生在花轴上。花轴微弯曲，黄褐色。花

蕾外层由多数鳞状苞片包被，苞片淡紫色，膜质，内层的苞片渐呈黄色，折断有白色絮状物。质韧。有蜜糖香气，味微甜。

学习单元 8　全草类中药饮片的鉴别

学习目标

➤了解全草类中药饮片的产地

➤熟悉全草类中药饮片的来源及采收加工方法

➤掌握全草类中药饮片的鉴别特征

➤能鉴别全草类饮片，并写出正名

知识要求

一、鉴别要点

全草类中药绝大多数以草本植物的干燥地上部分入药，少数带有根及根茎，也有以草质茎入药。全草类中药的鉴定应按其所包括的器官，如根、根茎、茎、叶、花、果实、种子，全面观察各部分（形状、大小、颜色、切面、气味），其中花和果实是鉴别草类药材最重要的特征。

二、性状鉴别特征、产地及采收加工方法

1. 紫苏叶

[来源] 唇形科植物紫苏的干燥叶（或带嫩枝）。夏季枝叶茂盛时采收，除去杂质，晒干。

[产地] 主产于湖北、河南、四川、江苏、广西、山东、浙江等省、自治区，以湖北、河南、四川、山东、江苏产量大。

[性状] 本品呈不规则的短段状。叶片多皱缩卷曲、破碎，完整者展平后呈卵圆形，边缘具圆锯齿。两面紫色或上表面绿色，下表面紫色，疏生灰白色毛。叶柄紫色或紫绿色。带嫩枝者，枝的直径 2～5 mm，紫绿色，切面中部有髓。气清香，味微辛。

2. 荆芥

[来源] 唇形科植物荆芥的干燥地上部分。夏、秋两季花开到顶、穗绿时采割，除去杂质，晒干。

[产地] 主产于江苏、浙江、江西、河北、湖北、湖南等省。

[性状] 本品为短段状。全体被灰白色疏短柔毛，茎方形，直径 1～3 mm，外表面黄绿色至紫棕色。切面类白色，中央具髓。叶多皱缩和破碎。花序均已切断，宿存花萼呈钟状。质脆。气香特异，味辛凉微涩。

3. 香薷

[来源] 唇形科植物石香薷或江香薷的干燥地上部分。前者习称"青香薷"，后者习称"江香薷"。夏季茎叶茂盛、花盛时择晴天采割，除去杂质，阴干。

[产地] 主产于江西、河北、河南等省，以江西产量大质佳，尤以宜春的栽培品为佳。

[性状] 本品为段状。全体被灰白色，茎方形，直径 1～2 mm。外表面黄绿色至淡棕黄色或紫红色。叶多皱缩或破碎，暗绿至黄绿色。花序均已折断，宿存花萼呈钟状，淡黄绿色至淡黄色。质脆。气香特异，味凉而微辛。

4. 薄荷

[来源] 唇形科植物薄荷的干燥地上部分。夏、秋两季茎叶茂盛或花开至三轮时，选晴天分次采割，晒干或阴干。

[产地] 主产于江苏、湖北、江西、湖南、河北、河南、浙江、四川等省，以江苏、湖北、江西产量大，江苏、浙江所产质量佳。

[性状] 本品呈不规则的段。茎呈方柱形，表面紫棕色或淡绿色，具纵棱线，棱角处具茸毛。切面白色，中空。叶多破碎，上表面深绿色，下表面灰绿色，稀被茸毛。轮伞花序腋生，花萼钟状，先端 5 齿裂，花冠淡紫色。揉搓后有特殊清凉香气，味辛凉。

5. 蒲公英

[来源] 菊科植物蒲公英、碱地蒲公英或同属数种植物的干燥全草。春至秋季花初开时采挖，除去杂质，洗净，晒干。

[产地] 全国各地均产。

[性状] 本品为不规则的段。根表面棕褐色，抽皱；根头部有棕褐色或黄白色的茸毛，有的已脱落。叶多皱缩破碎，绿褐色或暗灰色，完整者展平后呈倒披针形，先端尖或钝，边缘浅裂或羽状分裂，基部渐狭，下延呈柄状。头状花序，总苞片多层，花冠黄褐色或淡黄白色。有的可见多数具白色冠毛的长椭圆形瘦果。气微，味微苦。

6. 麻黄

[来源] 麻黄科植物草麻黄、中麻黄或木贼麻黄的干燥草质茎。秋季采割绿色的草质

茎，晒干。

［产地］主产于河北、山西、新疆、内蒙古等省、自治区，其中以草麻黄产量大。

［性状］本品呈圆柱形的段。表面淡黄绿色至黄绿色，粗糙，有细纵脊线，节上有细小鳞叶。切面中心显红黄色。气微香，味涩、微苦。

7. 紫花地丁

［来源］堇菜科植物紫花地丁的干燥全草。春、秋两季采收，除去杂质，晒干。

［产地］主产于浙江、江苏等省。

［性状］全草长约 9～15 cm。根圆锥形，淡黄色。叶自根丛生，箭头形，有长柄，茎叶均为绿色，多皱缩和破碎。开紫色五瓣花，结蒴果，裂为三瓣，内含黄色圆形种子。气微，味淡而稍黏。

8. 鱼腥草

［来源］三白草科植物蕺菜的新鲜全草或干燥地上部分。夏季茎叶茂盛花穗多时采割，除去杂质，晒干为干品；鲜品全年均可采割。

［产地］主产于浙江、江苏、安徽等省。

［性状］本品为不规则的段。茎呈扁圆柱形，表面淡红棕色至黄棕色，具纵棱。叶片多破碎，黄棕色至暗棕色。穗状花序黄棕色。搓碎具鱼腥气，味涩。

9. 垂盆草

［来源］景天科植物垂盆草的干燥或新鲜全草。夏、秋两季采收，除去杂质。鲜用或干燥。

［产地］主产于浙江、江苏等省，上海郊区也产。

［性状］本品为不规则的段。肉质茎纤细，节明显而短，色棕褐，质硬而脆，易折断。叶多皱缩脱落，三叶轮生，完整叶呈倒披针形至矩圆形，色黄绿。有的带花，聚伞状花序顶生。小花黄白色。气微，味微苦。

10. 马齿苋

［来源］马齿苋科植物马齿苋的干燥地上部分。夏、秋两季采收，除去残根及杂质，洗净，略蒸或烫后晒干。

［产地］全国各地均产。

［性状］本品呈不规则段。茎圆柱形，表面黄褐色，有明显纵沟纹。叶多破碎，完整者展平后呈倒卵形，先端钝平或微缺，全缘。蒴果圆锥形，内含多数细小种子。气微，味微酸。

11. 穿心莲

［来源］爵床科植物穿心莲的干燥地上部分。秋初茎叶茂盛时采割，晒干。

[产地] 原产于亚洲热带地区，我国大面积栽培已有 20 余年，以福建、广东栽培最早。

[性状] 本品呈不规则的段。茎方形，枝、叶均对生，节明显，全株色绿。叶片尖卵形，边有浅齿，叶正面深绿色，叶背面色淡。质脆，易碎。气微，味极苦。

12. 青蒿

[来源] 菊科植物黄花蒿的干燥地上部分。秋季花盛开时采割，除去老茎，阴干。

[产地] 主产于江苏、浙江等省。

[性状] 本品为短段状，茎圆柱形，茎上部有多数分枝，黄绿色或黄褐色，表面有纵向平行沟纹，全体无毛。叶互生，略似艾叶，形较小呈羽状深裂；在茎梢的叶分裂成细小的线形。枝顶着生众多小花，黄色，似鱼子。切面黄白色，中央有髓。气香特异，味微苦。

13. 广藿香

[来源] 唇形科植物广藿香的干燥地上部分。枝叶茂盛时采割，日晒夜闷，反复至干。

[产地] 主产于广东、海南等省，均为栽培品。

[性状] 本品呈不规则的段，茎略呈方柱形，表面灰褐色、灰黄色或带红棕色，被柔毛。切面有白色髓。叶破碎或皱缩成团，完整者展平后呈卵形或椭圆形，两面均被灰白色绒毛；基部楔形或钝圆，边缘具大小不规则的钝齿；叶柄细，被柔毛。气香特异，味微苦。

14. 佩兰

[来源] 菊科植物佩兰的干燥地上部分。夏、秋两季分两次采割，除去杂质，晒干。

[产地] 主产于江苏、河北、山东，以江苏产量大。

[性状] 本品呈不规则的段。茎圆柱形，表面黄棕色或黄绿色，有的带紫色，有明显的节及纵棱线。切面髓部白色或中空。叶对生，叶片多皱缩、破碎，绿褐色。气芳香，味微苦。

15. 连钱草

[来源] 唇形科植物活血丹的干燥地上部分。春至秋季采收，除去杂质，晒干。

[产地] 主产于江苏、浙江等省。

[性状] 本品呈不规则的段。茎四方形，表面黄绿色或紫红色。切面常中空。叶对生，叶片多皱缩，灰绿色或绿褐色。轮伞花序腋生，花冠唇形。搓之气芳香，味微苦。

16. 益母草

[来源] 唇形科植物益母草的新鲜或干燥地上部分。鲜品春季幼苗期至初夏花前期采割；干品夏季茎叶茂盛、花未开或初开时采割，晒干，或切段晒干。

〔产地〕野生于全国各地，以河南、安徽、四川、江苏、浙江等省产量较大。

〔性状〕本品呈不规则的段。茎方形，四面凹下成纵沟，灰绿色或黄绿色。切面中部有白髓。叶片灰绿色，多皱缩、破碎。轮伞花序腋生，花黄棕色，花萼筒状，花冠二唇形。气微，味微苦。

17. 积雪草

〔来源〕伞形科植物积雪草的干燥全草。夏、秋两季采收，除去泥沙，晒干。

〔产地〕全国各地均产，以江苏、浙江等省产量较大。

〔性状〕本品呈不规则的段。根圆柱形，表面浅黄色或灰黄色。茎细，黄棕色，有细纵皱纹，可见节，节上常着生须状根。叶片多皱缩、破碎，完整者展平后呈近圆形或肾形，灰绿色，边缘有粗钝齿。伞形花序短小。双悬果扁圆形，有明显隆起的纵棱及细网纹。气微，味淡。

18. 仙鹤草

〔来源〕蔷薇科植物龙芽草的干燥地上部分。夏、秋两季茎叶茂盛时采割，除去杂质，干燥。

〔产地〕全国大部分地区。

〔性状〕本品呈不规则的段，全体被白色柔毛。茎略呈圆柱形或方形，直径 2～6 mm；表面黄棕色至红棕色或绿褐色，有纵沟及棱线，节明显，切面中空。叶多破碎，暗绿色，边缘有锯齿；托叶抱茎。花瓣黄色，花萼下部呈筒状上有钩刺，先端 5 裂。质稍坚。气微，味微苦。

19. 大蓟

〔来源〕菊科植物蓟的干燥地上部分。夏、秋两季花开时采割地上部分，除去杂质，晒干。

〔产地〕全国大部分地区。

〔性状〕本品呈不规则的段，茎短圆柱形，表面绿褐色，有数条纵棱，被丝状毛；切面呈灰白色，髓部疏松或中空。叶皱缩，多破碎，边缘具不等长的针刺；两面均具灰白色丝状毛。头状花序多破碎。气微，味淡。

20. 小蓟

〔来源〕菊科植物刺儿菜的干燥地上部分。夏、秋两季花开时采割，除去杂质，晒干。

〔产地〕全国大部分地区。

〔性状〕本品呈不规则的段。茎呈圆柱形，表面灰绿色或带紫色，具纵棱及白色柔毛；切面中空。叶片皱缩或破碎，叶齿尖具针刺；两面均具白色柔毛。头状花序，总苞钟状，花紫红色。气微，味微苦。

21. 茵陈

[来源] 菊科植物滨蒿或茵陈蒿的干燥幼苗。本品为菊科植物滨蒿或茵陈蒿的干燥地上部分。春季幼苗高 6～10 cm 时采收或秋季花蕾长成时采割，除去杂质及老茎，晒干。春季采收的习称"绵茵陈"，秋季采割的称"花茵陈"。

[产地] 主产于安徽、陕西、江西、湖北、河南、河北、江苏、浙江等省，以安徽、湖北、江西、江苏产量大。

[性状] 绵茵陈：多卷曲成团状，灰白色或灰绿色，全体密被白色茸毛，绵软如绒。茎细小，长 1.5～2.5 cm，直径 0.1～0.2 cm，除去表面白色茸毛后可见明显纵纹；质脆，易折断。叶具柄；展平后叶片呈一至三回羽状分裂，叶片长 1～3 cm，宽约 1 cm；小裂片卵形或稍呈倒披针形、条形，先端锐尖。气清香，味微苦。

22. 石斛

[来源] 兰科植物金钗石斛、鼓槌石斛或流苏石斛的栽培品及其同属植物近似种的新鲜或干燥茎。全年均可采收，鲜者除去根及泥沙；干用者采收后，除去杂质，用开水略烫或烘软，再边搓边烘晒，至叶鞘搓净，干燥。

[产地] 主产于四川、广西、贵州、台湾等省、自治区，以广西、贵州产量大，四川及台湾所产质量佳。

[性状] 本品呈扁圆柱形或圆柱形的段。表面金黄色、绿黄色或棕黄色，有光泽，有深纵沟或纵棱，有的可见棕褐色的节。切面黄白色至黄褐色，有多数散在的筋脉点。气微，味淡或微苦，嚼之有黏性。

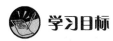 **学习单元 9　动物类中药饮片的鉴别**

 学习目标

➤了解动物类中药饮片的产地

➤熟悉动物类中药饮片的来源及采收加工方法

➤掌握动物类中药饮片的鉴别特征

➤能鉴别动物类饮片，并写出正名

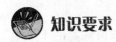 **知识要求**

一、鉴别要点

动物类中药饮片在性状鉴定时，首先要注意动物类药的类别和药用部位，其次要仔细观察饮片的形状、大小、颜色、质地、气味及表面特征，还需火试或水试。

二、性状鉴别特征、产地及采收加工方法

1. 石决明

[来源] 鲍科动物杂色鲍、皱纹盘鲍、羊鲍、耳鲍、澳洲鲍或白鲍的贝壳。夏、秋两季捕捉，去肉，洗净，干燥。

[产地] 毛底海决主产于辽宁、山东沿海一带，朝鲜、日本北海道、澳大利亚也产；光底海决主产于我国广东、海南、福建、山东、台湾等沿海地区。

[性状] 本品为不规则的小块碎片，有的稍卷曲。外表面灰褐色或砖红色，粗糙，具紧密排列的条纹，边缘有8～9个明显小孔，孔口与壳平，壳内面光滑，有珍珠样光泽。质坚硬，气微。

2. 海螵蛸

[来源] 乌贼科动物无针乌贼或金乌贼的干燥内壳。收集乌贼鱼的骨状内壳，洗净，干燥。

[产地] 主产于浙江、福建、广东、山东、辽宁等省。

[性状] 扁平长椭圆形，背面略隆起，色白，坚硬，可见细密波状层纹，有珍珠点。腹面平坦，白色。质轻脆，用指甲可刮取粉。中央有一纵沟。微腥臭。

3. 羊角

[来源] 牛科动物山羊或绵羊的干燥角。

[产地] 全国大部分地区。

[性状] 不规则形的块片，长1～2 cm，宽0.5～1 cm，厚1～2 cm，黄白色或灰黑色，具细密纵行条纹。质坚韧。气微。

4. 土鳖虫

[来源] 鳖蠊科昆虫地鳖或冀地鳖的雌虫干燥体。捕捉后，置沸水中烫死，晒干或烘干。

[产地] 主产于河南、江苏、浙江、安徽、河北、湖北等省，内蒙古、陕西、湖南、福建也产，以河南产量大。

[性状] 炒地鳖虫：扁平卵圆形，长 1.3～3 cm，宽 1.2～2.4 cm。背部黑褐色，腹部红棕色，略具光泽。头部较窄，尾部较宽，无翅，触角 1 对，多易脱落，背面甲壳状，具覆瓦状排列的横向环节，表面有细密疣状突起，胸部有足 3 对。质脆。气腥，略具焦臭。味微咸。

5. 水牛角

[来源] 牛科动物水牛除去塞的干燥角。

[产地] 我国南方地区。

[性状] 膜状的极薄片，略卷曲，大小不一，宽者可达 3 cm，灰色至淡灰黑色，具紧密细直纹理，有的可见深浅不等的条纹。质韧。气微腥，味淡。

6. 龟甲

[来源] 龟科动物乌龟除去残肉的干燥背甲及腹甲。全年均可捕捉，以秋、冬两季为多，捕捉后杀死或用沸水烫死，剥取背甲及腹甲，除去残肉，晒干。

[产地] 主产于长江流域的湖北、安徽、湖南、江苏、浙江等省。

[性状] 醋龟甲：长方形、类方形或不规则块片，平坦或略弯曲，有的具有向上倾斜的角状突起（墙板），长 1.5～5 cm，宽 1～3 cm。棕黄色至棕褐色，有的一面较光滑，或上表面具脊状隆起，有的可见弧形、三叉形或直角形的浅沟纹。边缘具细锯齿或光滑。厚薄不均。质坚脆，略具焦臭和醋气。

7. 鳖甲

[来源] 鳖科动物鳖的干燥背甲。全年均可捕捉，以秋、冬两季为多，捕捉后杀死，置沸水中烫至背甲上的硬皮能剥落时，取出，剥取背甲，除去残肉，晒干。

[产地] 主产于湖北、安徽、江苏、河南、湖南、浙江、江西。

[性状] 醋鳖甲：椭圆形或卵圆形，背面微隆起，棕黄色或黑棕色，满布皱纹并附有灰黄色斑点。中央有 1 条纵直棱，上有 7 节纹，左右各有几条明显的锯齿衔接缝，边缘可见脊背处伸出的对称肋 8 条。甲内面灰白色，中央有突起的 1 条脊椎骨。质坚脆，略具焦臭和醋气。

8. 凤凰衣

[来源] 雉科动物家鸡蛋壳内的干燥卵膜。

[产地] 全国各地。

[性状] 皱褶状的薄膜，大小不一。外表面类白色，内表面黄白色，可见棕色线样血丝，易撕裂，边缘不整齐。体轻，质软，略具韧性。气微腥。

9. 蚕沙

[来源] 蚕蛾科昆虫家蚕的干燥粪粒。

［产地］主产于浙江、江苏、湖南等桑蚕养殖地区。

［性状］短圆柱形颗粒状，长2～4 mm，直径1.5～3 mm。棕褐色至黑褐色，具6条纵沟和横向线纹。质坚。气微。

10. 瓦楞子

［来源］蚶科动物毛蚶、泥蚶或魁蚶的贝壳。

［产地］主产于江苏、山东、河北沿海一带。

［性状］煅瓦楞子：贝壳大小不一，壳质厚，表面隆起，壳顶突出向内卷，自壳顶至腹面延伸放射状肋纹。灰白色至淡灰黄色，质松，略具焦臭。

11. 穿山甲

［来源］鲮鲤科动物穿山甲的鳞甲。收集鳞甲，洗净，晒干。

［产地］主产于广西、云南、贵州、广东、湖南、浙江、福建、台湾等省、自治区，以广西、云南、贵州产量较大。

［性状］炮山甲：略呈三角形，略向内卷曲，长1～2 cm。外表面灰黄色至棕黄色，具排列整齐的纵纹和横纹，内表面较平滑。破碎面黄白色至淡黄色，有的可见泡状鼓起。质坚脆。略具焦臭。

12. 鸡内金

［来源］雉科动物鸡的干燥沙囊内壁。杀鸡后，取出鸡肫，立即剥下内壁，洗净，干燥。

［产地］全国各地。

［性状］砂炒鸡内金：呈鼓泡状，多卷曲，灰黄色至淡黄棕色或稍带绿色，厚约2 mm，略具焦臭。

13. 五灵脂

［来源］鼯鼠科动物复齿鼯鼠的干燥粪便。

［产地］主产于河北、山西等省。

［性状］炒五灵脂：不规则小块，长1～2 cm，或长椭圆形颗粒，长0.5～1 cm，直径3～6 mm。外表面棕褐色至黑褐色，凹凸不平，常可见颗粒状突起，有的稍显光泽，略具焦斑。质坚硬。气微特异，略带焦臭。

学习单元 10　矿物类中药饮片的鉴别

 学习目标

➤了解矿物类中药饮片的产地

➤熟悉矿物类中药饮片的来源及采收加工方法

➤掌握矿物类饮片的鉴别特征

➤能鉴别矿物类饮片，并写出正名

 知识要求

一、鉴别要点

矿物类中药饮片在性状鉴定时，要了解饮片的化学成分及炮制加工方法，应注意观察饮片的外形、大小、颜色、质地、气味等特征，此外还应注意检查饮片的硬度、相对密度、透明度、光泽、断口、纹理、磁性等。

二、性状鉴别特征、产地及采收加工方法

1. 朱砂

［来源］硫化物类矿物辰砂族辰砂，主含硫化汞。采挖后，选取纯净者，用磁铁吸净含铁的杂质，再用水淘去杂石和泥沙。

［产地］主产于贵州、湖南、四川等省，广西、云南等省、自治区也产。

［性状］朱砂粉：本品为朱红色极细粉末，体轻，以手指撮之无粒状物，以磁铁吸之，无铁末。气微，无味。

2. 赭石

［来源］氧化物类矿物刚玉族赤铁矿矿石，主含三氧化二铁。采挖后，除去杂石。

［产地］主产于山西、河北等省，河南、山东、湖北、四川等省也产。

［性状］本品为扁方形或斜方形块状，大小不等。表面红棕色，不平坦，有多数突出如钉头的圆形泡，俗称"钉头代赭石"，大小如葡萄珠。侧面有层，横向可劈开，下面则层叠隆起，钉头相对，用手抚摸，有红棕色粉末沾手。质坚实，体重如铁，有的松脆易剥落。

3. 磁石

［来源］氧化物类矿物尖晶石族磁铁矿矿石，主含四氧化三铁。采挖后，除去杂石。

［产地］主产于江苏、辽宁、广东、安徽等省，山东、河北等省也产。

［性状］本品为块状集合体，呈不规则块状，或略带方形，多具棱角。灰黑色或棕褐色，条痕黑色，具金属光泽。体重，质坚硬，断面不整齐。具磁性。有土腥气，味淡。

4. 石膏

［来源］硫酸盐类矿物硬石膏族石膏，主含含水硫酸钙。采挖后，除去泥沙及杂石。

［产地］我国各省、自治区均蕴藏石膏资源，如甘肃、四川、新疆、西藏、湖北、广西、贵州、云南、山西、河南、山东等省、自治区，以湖北应城矿床较著名。

［性状］本品为纤维状的集合体，呈长块状、板块状或不规则块状。白色、灰白色或淡黄色，有的半透明。体重，质软，纵断面具绢丝样光泽。气微，味淡。

5. 龙骨

［来源］古代哺乳动物，如象类、犀类、鹿类、牛类、三趾马等的骨骼化石。主含碳酸钙、磷酸钙。

［产地］主产于山西、河南、陕西三省交界处黄河两岸地区，以山西产量多，甘肃、河北、内蒙古、广西、四川、湖北等省、自治区也产。

［性状］本品为不规则块状，大小不一，直径小于 1 cm。灰白色、淡棕色、青灰色或各色相互交织，表面略显粉性，有的具蜂窝状小孔，吸湿性强，有黏舌感。质坚硬，用火烧之无焦毛气，不炭化。气微，味淡。

6. 龙齿

［来源］同龙骨，古代哺乳动物，如象类、犀类、鹿类、牛类、三趾马等的齿的化石。主含碳酸钙、磷酸钙。

［产地］同龙骨。

［性状］本品为不规则块状，大小不一，有的卷曲，灰白色、淡棕色、青灰色或各色相互交织，表面有的呈釉质状，具光泽，内层白色粉性，吸湿性强，有黏舌感。质坚硬。用火烧之无焦毛气，不炭化。气微，味淡。

7. 芒硝

［来源］硫酸盐类矿物芒硝族芒硝经加工精制而成的结晶体，主含含水硫酸钠。

［产地］全国大部分地区。

［性状］本品为棱柱状、块片状或颗粒状结晶体。无色透明或半透明，有的表面被风化后现白色粉末。质坚脆。味咸、苦。

学习单元 11　菌类中药饮片的鉴别

 学习目标

➤了解菌类中药饮片的产地

➤熟悉菌类中药饮片的来源及采收加工方法

➤掌握菌类中药饮片的鉴别特征

➤能鉴别菌类饮片，并写出正名

 知识要求

一、鉴别要点

菌类中药饮片在性状鉴定时，应结合来源，注意观察饮片的形状、大小、厚薄，切面（或破碎面）的特征、颜色、质地、气味。

二、性状鉴别特征、产地及采收加工方法

1. 茯苓

[来源] 多孔菌科真菌茯苓干燥菌核的白色部分，或趁鲜切片；多孔菌科真菌茯苓的干燥菌核。多于 7～9 月采挖，挖出后除去泥沙，堆置"发汗"后，摊开晾至表面干燥，再"发汗"，反复数次至现皱纹、内部水分大部散失后，阴干，称为"茯苓个"；或将鲜茯苓按不同部位切制，阴干，分别称为"茯苓块"及"茯苓皮"。

[产地] 主产于云南、安徽、湖北、河南。以云南所产质佳，称"云苓"；安徽产量大，称"安苓"。

[性状] 白茯苓：规则的片块，长 1～2 cm，白色至类白色，表面略粗糙或平坦。质坚。气微，味淡。嚼之黏牙。

2. 猪苓

[来源] 多孔菌科真菌猪苓的干燥菌核。春、秋两季采挖，除去泥沙，干燥。

[产地] 主产于陕西、云南等省，山西、河北、河南、湖北等省也产。

[性状] 本品为不规则的厚片，大小不一，长可达 5 cm。外表面灰黑色至黑色或黑褐色，凹凸不平，具不规则皱缩纹。切面淡棕色至黄白色或淡黄棕色，略呈颗粒状。质坚。

气微，味淡、微涩。

3. 雷丸

［来源］多孔菌科真菌雷丸的干燥菌核。秋季采挖，洗净，晒干。

［产地］主产于四川、云南、湖北、广西、陕西、贵州。

［性状］本品为类圆形或椭圆形薄片，边缘略呈波状或有凹陷，直径 1~2 cm。外表面棕褐色至黑褐色，具稍突出的网状细纹。切面类白色至黄白色，有筋脉点状花纹。质坚硬。气微，味淡、微涩。

4. 马勃

［来源］灰包科真菌脱皮马勃、大马勃或紫色马勃的干燥子实体。夏、秋两季子实体成熟时及时采收，除去泥沙，干燥。

［产地］主产于内蒙古、辽宁、安徽、广西、湖北、河北、广东、甘肃、浙江、江苏，以内蒙古、辽宁、安徽等省、自治区产量较大。

［性状］本品为类方块形小块，边长 1.5 cm，黄褐色至棕褐色。质松泡，有弹性，似海绵，以手拍打尘烟（孢子）四散。置火焰上，轻轻抖动，可见微细的火星飞扬，熄灭后，有大量白色浓烟。气微，味淡。

5. 灵芝

［来源］多孔菌科真菌赤芝或紫芝的干燥子实体。

［产地］主产于江西。

［性状］本品为不规则形的切片，大小不一，表面黄褐色或紫褐色，具光泽，有的被有粉尘样的黄褐色孢子。切面疏松，菌肉白色至淡棕色或锈褐色。体轻，质软。气微香，味苦涩。

 学习单元 12　树脂类中药饮片的鉴别

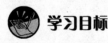 **学习目标**

➤了解树脂类中药饮片的产地

➤熟悉树脂类中药饮片的来源及采收加工方法

➤掌握树脂类中药饮片的鉴别特征

➤能鉴别树脂类饮片，并写出正名

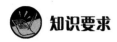 **知识要求**

一、鉴别要点

树脂类中药饮片在性状鉴定时，应注意观察饮片的形状、颜色、表面特征、质地、破碎面、光泽、透明度、气味等。

二、性状鉴别特征、产地及采收加工方法

1. 乳香

［来源］橄榄科植物乳香树及同属植物树皮渗出的树脂。分为索马里乳香和埃塞俄比亚乳香，每种乳香又分为乳香珠和原乳香。

［产地］主产于红海沿岸的索马里、埃塞俄比亚及阿拉伯半岛南部。

［性状］制乳香：不规则的小块，外表棕黑色，具光泽。质坚，破碎面棕褐色。气似松香，味微苦，嚼之微黏牙。

2. 没药

［来源］橄榄科植物地丁树或哈地丁树的干燥树脂。分为天然没药和胶质没药。

［产地］主产于非洲东北部的索马里、埃塞俄比亚及阿拉伯半岛南部，以索马里所产索马里没药为佳。

［性状］制没药：不规则形的团块。外表黑棕色至黑褐色，粗糙，质坚脆，破碎面棕褐色。气芳香，味苦，嚼之黏牙。

 学习单元 13　其他类中药饮片的鉴别

 学习目标

➤了解其他类中药饮片的产地

➤熟悉其他类中药饮片的来源及采收加工方法

➤掌握其他类中药饮片的鉴别特征

➤能鉴别其他类饮片，并写出正名

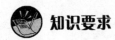 **知识要求**

一、鉴别要点

其他类中药饮片在性状鉴定时，应结合来源观察饮片的形状、大小、颜色、质地、气味，必要时配合水试和火试。

二、性状鉴别特征、产地及采收加工方法

1. 海藻

[来源] 马尾藻科植物海蒿子或羊栖菜的干燥藻体。前者习称"大叶海藻"，后者习称"小叶海藻"。夏、秋两季采捞，除去杂质，洗净，晒干。

[产地] 羊栖菜主产于福建、浙江、广东，海蒿子主产于山东、辽宁。

[性状] 大叶海藻：皱缩卷曲，黑褐色，有的被白霜，短段状。主干呈圆柱状，具圆锥形突起，主枝自主干两侧生出，侧枝自主枝叶腋生出，具短小的刺状突起。全缘或具粗锯齿；气囊黑褐色，球形或卵圆形，顶端钝圆。质脆，潮润时柔软；水浸后膨胀，肉质，黏滑。气腥，味微咸。

小叶海藻：短段状。无刺状突起。叶条形或细匙形，先端稍膨大，中空。气囊腋生，纺锤形或球形，囊柄较长。质较硬。

2. 海金沙

[来源] 海金沙科植物海金沙的干燥成熟孢子。秋季孢子未脱落时采割藤叶，晒干，搓揉或打下孢子，除去藤叶。

[产地] 主产于广东、浙江等省。

[性状] 本品为匀细粉末状。棕黄色，质极轻，手捻之有光滑感，置手掌中，可从指缝间滑落。(1) 火试法。取少量海金沙撒于燃烧的纸上即产生火焰，并有爆花飞溅及响声，但无灰渣残留。有残渣者，则有泥土等杂质掺入。(2) 水试法。取海金沙少许撒于水中，浮水面不下沉者为纯品，下沉者，则有泥沙掺杂。气微，味淡。

3. 青黛

[来源] 爵床科植物马蓝、蓼科植物蓼蓝或十字花科植物菘蓝的叶或茎叶经加工制得的干燥粉末、团块或颗粒。

[产地] 主产于福建、河北、云南、江苏、安徽，以河北、福建、云南产量大，福建所产品质佳，称"建青黛"。

[性状] 本品为深蓝色的粉末，体轻，易飞扬；或呈不规则多孔性的团块，用手搓捻

即成细末。微有草腥气，味淡。取少量粉末用微火灼烧，即产生紫红色烟雾，靛蓝升华。取本品少量加水数毫升，水层不得显蓝色。

4. 五倍子

[来源] 漆树科植物盐肤木、青麸杨或红麸杨叶上的虫瘿，主要由五倍子蚜寄生而形成。秋季采摘，置沸水中略煮或蒸至表面呈灰色，杀死蚜虫，取出，干燥。按外形不同，分为"肚倍"和"角倍"。

[产地] 主产于四川、贵州、云南、陕西、湖北、广西等省、自治区，以四川产量大。

[性状] 肚倍：不规则形的小片，表面灰褐色或灰棕色，微有柔毛。质硬而脆，易破碎，断面角质样，有光泽，壁厚0.2~0.3 cm，内壁平滑，有黑褐色死蚜虫及灰色粉状排泄物。气特异，味涩。

角倍：不规则形的小片，柔毛较明显，壁较薄。

5. 人工天竺黄

[来源] 以硅酸盐凝胶体为基础制备而成的干燥品，含有少量钠、钾、钙、铝、铁等金属离子，并吸附有鲜竹沥。

[产地] 主产于上海等地。

[性状] 本品为不规则形的小块，多具棱角。类白色至黄白色，碎断面乳白色，平坦，光亮。吸湿性较强，有黏舌感。质轻松易碎。气微，味淡。

第2节 中药检选

 学习目标

➤能够进行中药饮片中常见杂质（灰屑）的检测
➤能够进行中药饮片常见类型规格检查

 知识要求

一、中药饮片杂质的检查及清除方法

1. 药材中混存的杂质

（1）来源与规定相同，但其性状或部位与规定不符。

（2）来源与规定不同的物质。

（3）无机物，如沙石、泥块、尘土等。

2. 检查方法

（1）取规定的供试品，摊开，用肉眼或放大镜（5～10 倍）观察，将杂质拣出；如其中有可以筛分的杂质，则通过适当的筛将杂质分出。

（2）将各类杂质分别称质量，计算其在供试品中的百分含量。

3. 注意事项

（1）药材中混存的杂质如与正品相似且难以从外观鉴别时，可称取适量，进行显微鉴定，经化学或物理鉴别试验证明其为杂质后，计为杂质质量。

（2）个体大的药材，必要时可破开，检查有无蛀虫、霉烂或变质情况。

（3）杂质检查所用供试品的量，除另有规定外，按药材取样法称取。

4. 清除杂质的方法

（1）挑选：除去混入药物中的杂物和部分霉变品等，可使药物洁净或便于进一步加工处理。如独活可摘去黑色油只，枸杞子、百合可挑去霉变品。

（2）筛选：根据药物与杂质大小的不同，选用不同规格的筛、箩或使用振动式筛药机除去泥沙、灰屑、杂质，还可用于大小分档。如筛去麸炒药物中的麦麸，半夏大小分档。

（3）风选：根据药物与杂质密度的不同，借助风力或机械力将杂质分离出去。如谷麦芽、青葙子、葶苈子、吴茱萸入药前应通过风选或簸、扬除去杂质。

（4）水选：通过淘、洗、漂等法，用水除去药物表面的泥沙、核皮等杂质及盐分，如酸枣仁、海螵蛸、龟甲等。

二、中药饮片的整理方法

1. 去茎或去根

去茎或去根主要指药用部位为地上部分时，必须除去非药用的地下部分，如薄荷、荆芥等。药用部位为根及根茎时，必须除去非药用的地上部分，如大黄、丹参等。

2. 去芦

芦又称"芦头"，一般指根头、根茎、残茎、叶基等部位。要求去芦的药物有牛膝、黄芪、前胡、党参等。

3. 去枝梗

去枝梗一般指除去花、叶、果实类药材中的枝梗、果柄、花柄等非药用部分，如五味子、夏枯草、侧柏叶、桑叶、菊花、款冬花等。

4. 去皮壳

去皮壳指除去药物上非药用的粗皮、硬壳、种皮等。一般用于果实、皮类、根茎类等药材，如肉桂、厚朴、桔梗、怀山药、白果、使君子等。

5. 去毛

去毛指除去动、植物药物的非药用的绒毛或茸毛。有刷去毛（如枇杷叶）、燎去毛（如鹿茸）、烫去毛（如狗脊、马钱子）、挖去毛（如金樱子）等去毛方式。

6. 去心

去心指除去根、茎药物的非药用的木质部分或少数种子类药物的胚芽，如牡丹皮、地骨皮、五加皮，种子类药材的莲子等。

7. 去核

去核指除去果实类药材的非药用的果核，如山茱萸、枳壳等。

8. 去头鳞足翅

去头鳞足翅指除去动物类药材的非药用或有毒性部分，如毒蛇去头尾，带毒昆虫去头足翅，骨骼、甲片去皮肉筋膜，蛤蚧去头足鳞片。

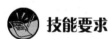 **技能要求**

一、中药饮片中常见杂质（灰屑）的检测

操作准备

（1）材料：饮片 50～100 g，或取一个最小单位包装。

（2）器具：分度值 1/100 的天平、5 倍放大镜、二号药筛、三号药筛、计算器、记录表。

操作步骤

步骤 1　取样

按药典取样法，取供试品（饮片）50～100 g，或取一个最小单位包装，称定质量。

步骤 2　挑拣

将供试品（饮片）摊开，用肉眼或 5 倍放大镜观察，拣出杂质。

步骤 3　过筛

将供试品（饮片）分次置于药筛内，草类、细小种子类过三号筛，其他类过二号筛，往返筛动 2 min 倾出不能通过三号筛的供试品，合并。

步骤 4　称质量

将拣出和筛出的杂质合并称定质量。

步骤 5　计算杂质含量

计算公式：杂质（％）＝（灰屑＋杂质）质量/供试品（饮片）质量×100％

步骤 6　记录

将供试品（饮片）质量、（灰屑＋杂质）质量、计算公式、检测过程及结果如实填写在记录表中，备查。

注意事项

（1）每次检测取 3 份供试品，分别测定，取其平均值。

（2）取样应按药典取样法进行，计算应准确，操作应规范，记录应真实完整。

（3）供试品中混存的杂质如与正品相似且难以从外观鉴别时，可称取适量，进行显微鉴定，经化学或物理鉴别试验证明其为杂质后，计为杂质质量；个体大的药材，必要时可破开，检查有无蛀虫、霉烂或变质情况。

二、中药饮片常见类型规格检查

操作准备

（1）材料：饮片 50～100 g，或取一个最小单位包装。

（2）器具：分度值 1/100 的天平、游标卡尺、直尺。

操作步骤

步骤 1　用肉眼检查饮片的均匀度。

取一定量饮片称定质量，挑出异形片称定质量，计算异形片的百分含量，小于 10％者为合格。

异形片包括斧头片、连刀片、掉边片、炸心片、翘片等。

步骤 2　用游标卡尺或直尺测量饮片的长、宽、厚等。

步骤 3　按照《中药饮片质量通则（试行）》规定，符合规定标准的判定为合格品，否则为不合格品。

极薄片：不得超过该品种标准厚度 0.5 mm；薄片、厚片、丝、块：不得超过该标准厚度或长度 1 mm；段：不得超过该标准长度 2 mm。

注意事项

（1）每次检测取 3 份供试品，分别测定，取其平均值。

（2）取样应按药典取样法进行，计算应准确，操作应规范，记录应真实完整。

复习思考题

1. 简述中药饮片性状鉴别中对断面特征描述的常用术语。

2. 简述根及根茎类中药饮片的鉴别特征。

3. 简述花、果实、种子、叶类中药饮片的鉴别特征。

4. 简述皮、叶、全草类中药饮片的鉴别特征。

5. 简述矿物、动物、菌及其他类中药饮片的鉴别特征。

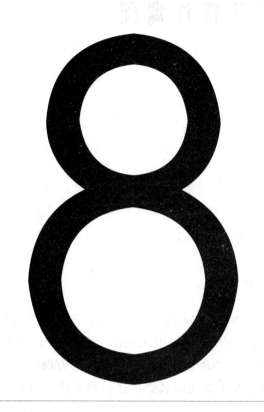

第 8 章

中药饮片调剂技术

第1节　中药饮片调配

 学习目标

➤了解中药调剂的常用术语

➤熟悉中药饮片的处方应付

➤掌握中药饮片的别名

➤能熟练操作中药饮片处方的调配

 知识要求

一、中药调剂的常用术语及通用名称

为简明反映一些药物规格或疗效特点，医师处方常采用不同的术语。如医师在书写处方时，除写正式名称或一些别名外，常在药名前附加术语，也有的隐于药名之内，构成处方中的药物全名。通过这种全名，表达医师对药物的炮制、品种及质量等方面的不同要求，以确保更好地发挥药效。此外，医师处方还常在药名旁边注一些术语（习称"脚注"），以表明需要特殊处理的药物。

1. 常用术语

（1）炮制类。炮制是医师依病情不同，根据医疗需要和发挥药效而提出的，对中药进行炒、炙、制、煅、煨、蒸等不同的炮制要求。

（2）修治类。修治是为了洁净药物，除去非药用部分及杂质，保证药物符合医疗需要。如"净连翘"应除去其梗及心付连翘壳，"山萸肉"应除去其核付肉等。

（3）产地类。药物产地与疗效有着密切的关系。医师根据治疗需要，时常在药名前标明产地，如象贝母、川贝母、杭白芍、甘杞子、宣木瓜、北细辛等。

（4）质量类。中药饮片质量的优劣将直接影响治疗效果，因而历代医家非常重视药材的质量优劣。医师处方应对药品质量提出要求。如马蹄决明，正名决明子，因形状似马蹄，故名马蹄决明；九孔石决明，其贝壳边缘有8～9个明显小孔；以及左秦艽、左牡蛎、金毛狗脊、鹅枳实等。

（5）产时类。药材的采收季节与药物质量有密切的关系。如绵茵陈，以初春幼苗质软如绵者为佳；冬桑叶，以秋后经霜采集者为好。

（6）新陈类。有些药物需用陈久的，如陈佛手、陈香橼（质陈久者），是取其陈久，缓减其燥性；也有些药物需用新鲜的，如鲜芦根、鲜茅根，因含多量液汁，疗效较佳。

（7）颜色、气味类。药材的颜色和气味与药物的质量有关，如香白芷、苦杏仁、甜桔梗、苦桔梗、紫丹参、红茜草、绿升麻、黑玄参等。

（8）临方药物特殊处理类。医师根据药物特性及临床治疗需要，简明地指示调剂人员对药物采取不同的处理方法，常用有先煎、后下、另煎、包煎、冲服、兑服、吞服、烊化等。

对特殊处理的药物，调剂人员必须按照处方要求进行处理，有时虽然医师处方未加注明，也应按照付药常规进行处理。

（9）其他常用术语

1）饮片。凡供中医临床处方调剂所用的全部中药统称饮片，具体是指原药材经过不同加工处理而成片、丝、块、段等形状，便于煎汤饮服。

2）成药。根据疗效可靠的处方，将药物加工配制，命名，并标明效能用法和用量，或不经医师处方即可直接用于防病治病的药物制剂，称为成药，如六神丸、珠黄散、银翘解毒片等。

2. 通用名称（别名）

除正名之外，其他名称习称为"通用名称"，也有些地区称为"别名"。中药的通用名称（别名）一般也有一定的来历和解释，有另立名称之意，如雅连、锦纹、忍冬花、朴硝、玉蝴蝶等。

由于地区或医师处方习惯不同，还有另写简化名和简别字名（如枝子、牛夕、贝也、夕利等），都包括在通用名称中。中药的通用名称（别名）繁多，中药调剂员必须掌握，如"牛蒡子"有大力子、鼠黏子等别名，"金银花"有忍冬花、二宝花、双花等别名。又如"浙贝母"写为象贝、大贝、浙贝等，"黄芩"写为淡芩、子芩、条芩、苦芩等。如果不了解中药的通用名，在调配处方时，就会感到难以配付。常用中药的正名和通用名称（别名）见表8—1。

表8—1　　　　　　　　常用中药的正名和通用名称（别名）

正名	通用名称
大黄	川军、锦纹
柴胡	北柴胡、红柴胡、柴胡头

正名	通用名称
知母	肥知母
芦根	苇根、苇茎
天花粉	栝楼根、花粉、瓜蒌根
地黄	大生地、干地黄、生地
熟地黄	大熟地、熟地
赤芍	西赤芍、赤芍药、京赤芍
糯稻根	糯稻须
山豆根	广豆根
拳参	紫参
黄连	川连、川黄连、雅连
黄芩	子芩、条芩、枯芩、淡黄芩
龙胆	苦胆草
防己	汉防己、粉防己
秦艽	左秦艽、西大艽
附子	淡附子、淡附块、黑附块、熟附片、制附子、淡附片
干姜	均姜、泡姜、淡干姜
木香	南木香、广木香
丹参	赤丹参、紫丹参
川芎	川蕗、抚芎、芎蕗
怀牛膝	淮牛夕、牛膝
三棱	京三棱、荆三棱、山棱
莪术	蓬莪术、蓬术
广郁金	广玉金、黄玉金、广玉金
三七	山漆、田漆、参三七、人参三七
紫菀	紫菀头、紫菀茸
延胡索	元胡、玄胡索、延胡
狗脊	扶筋、金毛狗脊
党参	潞党参、台党参、文元党参、西潞党参
黄芪	黄耆、北口芪、大有芪、西黄芪
白术	烘术、台术
山药	淮山药、怀山药、薯蓣
甘草	粉甘草、国老

正名	通用名称
何首乌	首乌
当归	西当归、全当归
白芍	芍药、杭芍、东芍、白芍药
北沙参	海南参、银条参、北条参、细条参、莱阳参
南沙参	泡参、空沙参、大沙参
麦冬	麦门冬、寸冬、苋麦冬
火麻仁	大麻仁、麻仁
牵牛子	黑丑、白丑、二丑
栀子	山栀、山栀子、山枝、江山栀
西砂仁	白砂仁、砂米、奎砂仁
薏苡仁	米仁、薏米仁、苡仁、苡米仁
吴茱萸	吴黄、淡吴黄
酸枣仁	枣仁
川楝子	金铃子
佛手	佛手柑
莱菔子	萝卜子
山楂	楂饼、楂肉
南葶苈子	甜葶苈
苦杏仁	北杏仁、大杏仁、杏仁泥、光杏仁
补骨脂	破故纸、破故脂
沙苑子	潼蒺藜、沙苑蒺藜、沙蒺藜、潼沙苑
菟丝子	吐丝子
枸杞子	杞子、甘杞子、甘枸杞
女贞子	冬青子
山茱萸	黄肉、山黄肉、枣皮、药枣（浙江）
番泻叶	地熏草、泡竹叶
艾叶	蕲艾
金银花	忍冬花、银花、二宝花
辛夷	望春花、木笔花
月季花	月月红
旋覆花	全福花、覆花、金沸花
款冬花	冬花

正名	通用名称
淫羊藿	仙灵脾
紫苏叶	苏叶
荆芥	荆芥穗
香薷	西香菇、香菇
蒲公英	黄花地丁
麻黄	西麻黄
紫花地丁	地丁草、紫花地丁草
鱼腥草	蕺菜
穿心莲	一见喜、榄核莲
广藿香	南藿香
连钱草	金钱草、活血丹
益母草	茺蔚、坤草、益母艾
积雪草	落得打
仙鹤草	脱力草
茵陈	西陈蒿、绵茵陈、茵陈蒿
石决明	鲍鱼壳、九孔石决明
海螵蛸	墨鱼骨、乌贼骨
土鳖虫	地鳖虫、蟅虫
龟甲	玄武版、龟板、龟版、败龟版
蚕沙	二蚕砂、夏蚕砂、晚蚕砂
瓦楞子	蚶子壳
鳖甲	甲鱼壳、团鱼盖、上甲
穿山甲	山甲片、甲片
鸡内金	鸡肫皮
赭石	钉赭石、代赭石
磁石	灵磁石、活磁石
龙骨	化龙骨、五花龙骨
龙齿	青龙齿
芒硝	朴硝
茯苓	白茯苓、云茯苓、浙茯苓、镜面茯苓
青黛	靛花
五倍子	文蛤、棓子、百药煎、百虫仓

正名	通用名称
路路通	九孔子
黑芝麻	胡麻
龙眼肉	桂圆肉
白果	银杏
陈皮	广皮、广陈皮、新会皮、橘皮
胖大海	安南子
小茴香	西小茴、瘪角茴香
牛蒡子	大力子、鼠黏子
钩藤	双钩、钩钩、嫩钩藤
远志	远志筒、远志肉
牡丹皮	丹皮、粉丹皮
黄柏	黄檗、川柏皮、川柏
地骨皮	枸杞根皮
厚朴	川朴
浙桐皮	刺桐皮、海桐皮
杜仲	厚杜仲、川杜仲、绵杜仲
槟榔	槟榔尖、鸡心槟榔、海南槟、大腹子、花槟榔
肉桂	玉桂、黄瑶肉桂、桂心
连翘	连翘壳、连乔、青连翘、黄连翘
肉豆蔻	玉果、肉果、玉豆蔻

二、处方应付、药名合写及用药禁忌

1. 处方应付

处方应付是指中药调剂人员在中药饮片配方操作时，根据中医处方的要求，按照最新出版《中药饮片炮制规范》的规定配付药物。

中药通过炒、炙、制等炮制后，会有不同的性能和治疗作用。如甘草生用能清热解毒，蜜炙便转化为调和脾胃的作用。又如性寒凉血的生地黄，通过蒸熟后则转变为性温补血的熟地黄。对于毒性药物，生品使用时有毒，须经过炮制，使其毒性降低或消除才能使用，如半夏、附子、川乌、草乌等。中药生熟有别的药性学说及中药饮片不同规格的质量标准，已作为法定药载入药典，所以在中药调剂中严禁生炙不分，以生代炙。中药调剂工作，根据医师处方要求和地区传统调配习惯，经多年形成一套用药规律，称为处方应付常规。在未注明生熟炒炙的情况下，可根据处方应付常规合理调配生熟炒炙等不同"饮片"，处方应付常规是调配中医处方的主要依据之一。因此，处方需用的生、炒、炙、制等药品应付范围是否正确，是调配药方的一个重要环节。

由于各地区用药习惯和炮制方法不同，所以各地配方应付也不相同。各地区《中药饮片炮制规范》一般都有处方应付专门的附录，是当地中药调剂人员进行中药调配的法定依据。

（1）炒、炙、煅等制品的处方应配。目前，由于各地传统调配习惯不尽相同，所以处方应付常规也不一致，有待今后逐步规范化。现根据上海地区传统调配习惯以及《上海市中药饮片炮制规范》，将中药饮片处方应配（处方应付）常规介绍列于表8—2。

表8—2 炒、炙、煅等制品的处方应配

处方应配	处方药名
蜜炙	炙升麻、炙甘草、炙白前、炙白薇、炙百合、炙百部、炙前胡、炙桔梗、炙黄芪、紫菀、炙紫菀、炙马兜铃、炙化橘红、炙白苏子、炙冬瓜子、炙葶苈子、炙紫苏子、炙罂粟壳、炙橘红、炙橘络、炙细辛、炙白槿花、炙旋覆花、款冬花、炙款冬花、炙枇杷叶、炙桑叶、炙桑白皮、炙桂枝、炙麻黄、炙紫苏梗、炙石膏
清炒	炙川芎、炙天冬、清甘草、清炙甘草、炙玉竹、常山、炙常山、炙柴胡、川楝子、炙川楝子、王不留行、车前、车前子、炙车前子、牛蒡子、炙牛蒡子、白芥子、蒺藜、白蒺藜、炙蒺藜、瓜篓子、炙瓜篓子、瓜篓皮、炙瓜篓皮、全瓜篓、决明子、焦决明、麦芽、炙麦芽、香麦芽、焦麦芽、苍耳子、草果、草果仁、煨草果、煨草果仁、莱菔子、炙莱菔子、苏子、紫苏子、路路通、蔓荆子、炙蔓荆子、炙牡蒿子、酸枣仁、炙酸枣仁、稻芽、焦稻芽、炙稻芽、香稻芽、焦槟榔、炙槟榔、甜茶、炙甜茶、制甜茶、椿皮、椿根皮、炙椿根皮、桑枝、炙桑枝、九香虫、炙九香虫、五灵脂、蟅虫、土鳖虫、炙土鳖虫、刺猬皮、炙刺猬皮、虻虫、海螵蛸、炙海螵蛸、桑螵蛸、炙桑螵蛸、硼砂、炙硼砂、飞硼砂、煅硼砂
麸炒	炒山药、炙木香、炒木香、煨木香、炒天麻、煨天麻、白术、炙白术、炒白术、焦白术、白芍、炙白芍、炒白芍、焦白芍、冬术、炙冬术、炒冬术、焦冬术、苍术、炙苍术、炒苍术、焦苍术、茅术、炙茅术、炒茅术、焦茅术、炒黄芪、清炙黄芪、炙葛根、炒葛根、煨葛根、炒党参、炙陈皮、炒陈皮、青皮、炙青皮、炒青皮、枳实、炙枳实、炒枳实、枳壳、炙枳壳、炒枳壳、香橼、炙香橼、炒香橼、僵蚕、炙僵蚕、炒僵蚕
砂炒（砂炙）	干蟾、炙干蟾、牛角、炙牛角、龟甲、炙龟甲、鸡内金、炙鸡内金、炒鸡内金、豹骨、炙豹骨、穿山甲、炙穿山甲、鹿筋、炙鹿筋、猴骨、鳖甲、炙鳖甲、醋鳖甲、马钱子、炙马钱子、制马钱子

处方应配	处方药名
制品	了哥王、川乌、天南星、胆南星、甘遂、半夏、姜半夏、甘遂、关白附、远志、炙远志、炒远志、远志筒、炙远志筒、炒远志筒、禹白附、延胡索、炒延胡索、炙延胡索、醋炙延胡索、何首乌、狗脊、炒狗脊、草乌、香附、炒香附、黄精、淡附片、山茱萸、女贞子、炙女贞子、乌梅、南五味子、炙南五味子、炒南五味子、吴茱萸、炙吴茱萸、炒吴茱萸、穞豆衣、洋金花、厚朴、炙厚朴、炒厚朴、没药、炙没药、炒没药、乳香、炙乳香、炒乳香、枫香脂、松香、藤黄、炉甘石、硫黄 注：a. 芸香、松香、藤黄、硫黄外用付生品。b. 写制豨莶草付酒豨莶草
米炒	红娘虫、青娘虫、斑蝥；外用应配"生品"
酒炒	酒白芍、酒当归、酒当归身、酒当归尾、酒延胡索、酒黄连、酒芩
酒洗	酒军、酒大黄
蛤粉炒	人指甲、阿胶珠、线鱼胶
盐水炒	补骨脂、炙补骨脂、炒补骨脂、益智、炙益智、炒益智、煨益智、橘核、炙橘核、炒橘核、杜仲、杜仲炭、炒杜仲、焦杜仲
盐炒	炒怀牛膝
炭品	炮姜、地榆、炒地榆、炒茜草、炒藕节、山楂、炙山楂、炒山楂、焦山楂、红曲、炒红曲、莲房、炒莲房、栀子、炒栀子、焦栀子、黑栀子、槐角、炒槐角、炒大蓟草、炒小蓟草、蒲黄、炒蒲黄、槐米、炒槐米、侧柏叶、炒侧柏叶、干漆、六神曲、炒六神曲、焦六神曲、血余、陈棕 注：莲房外用付生品
煅品	瓦楞子、鱼脑石、自然铜、阳起石、花蕊石、针砂、青礞石、金礞石、钟乳石、绿矾、绛矾、红矾、矾红、人中白
鲜品	荷叶、荷叶边、荷蒂、荷梗、佩兰、佩兰梗、藿香、藿香梗
备注	除上述规定者外，单写药名应配"生品"，写炙应配"清炒"

（2）鲜品折算干品的处方应配。有些药品在鲜药上市季节，处方单写药名应付"鲜品"，如荷叶、荷梗、藿香、佩兰等；还有些药品处方指名"鲜"品，应付"鲜品"，如鲜首乌、鲜骨碎补等。

当鲜品没有时，按规定付给干品。应付的标准一般是按比例付给干品。鲜品与干品的换算见表8—3。

表8—3   鲜品与干品的换算

药名	鲜品	干品
荷叶	9 g	3 g
荷梗	30 g	5 g
芦根	30 g	15 g
茅根	30 g	15 g

还有一类应付干品的标准是等量付给，如鲜首乌、鲜骨碎补、藿香、佩兰、垂盆草等。

（3）枚、只、扎、片折算质量的处方应配。由于用药的习惯，有些医生开出的处方剂量单位是枚、只、扎、片等，根据《中药饮片炮制规范》，一些枚、只、扎、片可以转化为 g（克），见表8—4。

表8—4   枚、只、扎、片的重量换算

处方药名	处方剂量	鲜品剂量	干品剂量
红枣	1枚	—	3 g
芦根	1支	30 g	15 g
茅根	1扎	30 g	15 g
灯芯草	1扎	—	0.15 g
荷叶	1角	9 g	3 g
荷梗	1尺	30 g	5 g
生姜	1片	—	1.5

2. 药名合写

药名合写又称并开药名或一名多药。医师处方使用的药物名称，时常是将两种或两种以上的药物名称简写在一起，称为药名合写。它不是无原则的凑合，而是将疗效基本相似或起协同作用的药物合写在一起，见表8—5。

表8—5   常见药名合写及配方应付

处方药名	配方应付
二冬或天麦冬	天冬、麦冬
二术或苍白术	苍术、白术
二母	知母、浙贝母
二芍或赤白芍	赤芍、白芍
二芽或谷麦芽	谷芽、麦芽

处方药名	配方应付
二地丁	蒲公英、紫花地丁
二地或生熟地	生地、熟地
羌独活	羌活、独活
青陈皮	青皮、陈皮
柏枣仁	柏子仁、酸枣仁
知柏	知母、黄檗
荆防风	荆芥、防风
生龙牡	生龙骨、生牡蛎
焦（炒）三仙	炒焦或炒的山楂、麦芽、神曲
猪茯苓	猪苓、茯苓
乳没	乳香、没药
砂蔻仁	砂仁、豆蔻仁
腹皮子	大腹皮、槟榔
川草乌	制川乌、制草乌
桃红	桃仁、红花
二风藤	海风藤、青风藤
龙齿骨	龙齿、龙骨
杞菊	枸杞子、菊花
川怀牛膝	川牛膝、怀牛膝
荷叶梗	荷叶、荷梗
藿苏梗	广藿香梗、紫苏梗
砂蔻皮	砂仁壳、豆蔻壳
焦（炒）四仙	炒焦或炒的山楂、麦芽、六曲、槟榔

在医师处方使用合写名用量上有"各"字，每味药称取同等处方分量；如没有"各"字，应均分处方中分量。

3. 用药禁忌

严格执行"十八反""十九畏""孕妇禁忌"及其他用药禁忌。

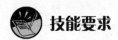 **技能要求**

中药配方操作

操作准备

（1）中药配方的流程。抓药→ 称准分匀。

（2）中药配方前准备。处方、戥秤、配方药盘、另包（先煎、后下、包煎等）小纸、铜缸、包药纸。

操作步骤

中药配方，是药物用于临床的重要环节。配方的准确和质量，直接关系到患者用药安全。

步骤1 抓药（见图8—1）

抓药是调配中药的俗称，是调剂的重要环节。调配中药所使用工具是戥秤，左手握戥杆，右手取药，取药时手心不能向上抄药更不能用戥盘去抄药。用药格斗取药时，动作应正确熟练，以确保药物不外漏、不落地。检视戥量指数和所称药物是否平衡，要举至与目平视，以戥秤平衡为准。如有差异，增减饮片至平衡。

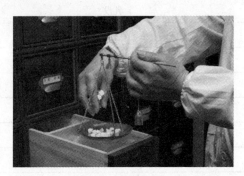

图8—1 抓药

称取克数＝单味药物剂量×剂数

步骤2 称准分匀（见图8—2）

操作时要计量正确，做到称准、分匀。对于一方多剂的处方应按"等量递减""逐剂复戥"的原则，将称取的饮片倒在药盘内或包装纸上，不可凭主观臆测，任意估量分剂或抓配。总质量必须控制在±2％以内，分帖量必须控制在±5％以内。

注意事项

操作人员在调配工作时：

（1）必须穿戴好工作衣帽。

（2）手上不能涂指甲油和佩戴饰品。

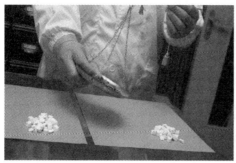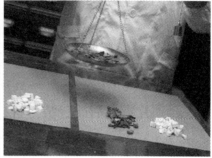

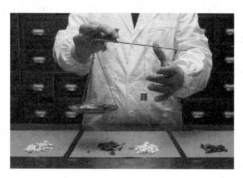

图 8—2　称准分匀

（3）调配中严格按照《炮炙规范》进行应付炙炒和特殊药处理。

（4）校对好戥秤称取分量。

（5）分帖时采用减量法。控制总量在±2%、分帖量在±5%以内。

（6）包装纸应光滑面向上，即光滑面向着药材一面。如黏软、带色的应称取放于它药之上，以免黏结在包装纸上不便取用。

（7）另煎、先煎、后下小纸包应在称取好药上。

（8）如果两人同时配一张处方，要注意互相配合，一人从头开始，一人从尾开始至相遇为止，不可漏味。

第 2 节　中药饮片包装

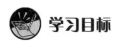 学习目标

➤了解中药饮片调配后的包装材料

➤能将调配后的中药饮片进行包装
➤能够熟练包扎中药纸包

 知识要求

一、中药饮片调配后的包装材料

中药饮片调剂的包装可采用药袋装药，封口封固，药袋上注明姓名、煎煮方法等。

中药门店多采用纸（俗称"门票"）包装。门票裁成大小不等的规格，根据配方的药量和质地分别选用合适的门票包装。门票上印有药店的名称及经营范围等。

二、中药饮片外包装须注明的内容

中药饮片外包装须注明商品的名称、生产批号、规格、产地、采收加工单位、生产日期、包装日期、包装人员、检验员，有等级规格须注明，注明保管注意事项。

 技能要求

对先煎、后下饮片包小纸包

操作准备

材料准备——包装用纸，规格见表8—6。

表8—6 单味分包用纸的规格

重量（g）	3	9	15	30	60
尺寸（寸）	3.5×3.5	4×4	5×5	6×6	7×7

操作步骤

步骤1 左手（右手习惯者反之）托住包药纸和药品，以右手（左手习惯者反之）为主折叠，如图8—3所示。

步骤2 第一折，角与角对齐，如图8—4所示。

步骤3 第二折、第三折两边缝隙，缝隙内不留药物。种子类中药要防止漏包，硬梗中药要防止破包，如图8—5所示。

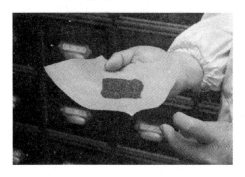

图8—3 包小纸包步骤1

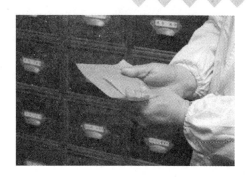

图8—4 包小纸包步骤2

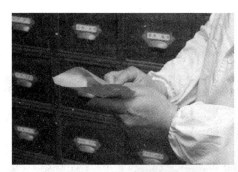

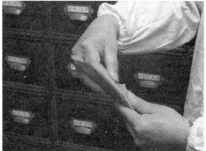

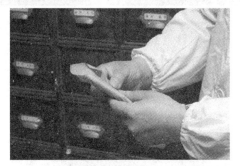

图8—5 包小纸包步骤3

步骤4 第四折的宽度与长度只有保持2：1的比例才能方正，如图8—6所示。

步骤5 第五折时尖角一定要塞紧（防露角），如图8—7所示。

步骤6 第六折关门紧密，如图8—8所示。

注意事项

小纸包的质量要求：

（1）纸包挺括、平整紧实。

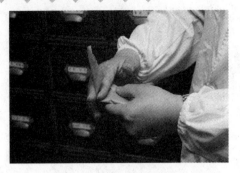

图 8—6　包小纸包步骤 4

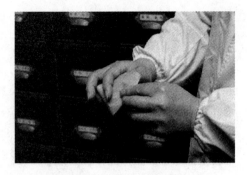

图 8—7　包小纸包步骤 5

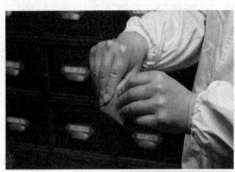

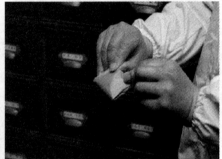

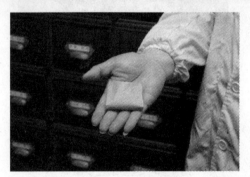

图 8—8　包小纸包步骤 6

（2）四只棱角清楚，棱角线挺直。

（3）包内药物不外漏，将纸包抛落桌面后不散包、不松包。

（4）粉末药、贵细药用两层纸张包装，以防遗漏。

（5）小纸包放在群药之上，以提示用药者按规定煎煮或服用。

对调剂完毕后的饮片包包、捆扎

饮片调剂包和捆扎的操作方法各地基本相同，同时均要求做到熟练快速，整齐美观，不能散包、破包、漏包。对中药包、捆扎的要求如下。

操作准备

材料准备——纸（门票）（规格见表8—7）、绳。

表 8—7   "门票"的规格

纸号	5 号	4 号	3 号	2 号	1 号
边长（cm）	26×26	32×32	36×36	46×46	53×53

操作步骤

步骤 1   用一张或两张纸平铺（如有门票，门票的字应在反面），倒上校对完毕的群药，如图8—9所示。

步骤 2   拎起相对的两个角，相合，如图8—10所示。

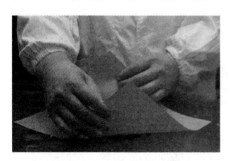

图 8—9   包包、捆扎步骤 1

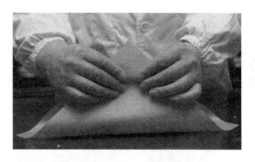

图 8—10   包包、捆扎步骤 2

步骤 3   对齐，锁角，如图8—11所示。

步骤 4   折叠左或右边的纸角，再折叠右或左边的纸角，如图8—12所示。

步骤 5   折叠锁包（左折扣，右折扣），如图8—13所示。

步骤 6   捆扎药包。将折叠锁包后的三包药包重叠，用细绳横向、纵向交叉捆扎后扎紧，挽扣，如图8—14所示。

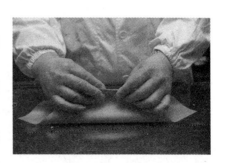

图 8—11   包包、捆扎步骤 3

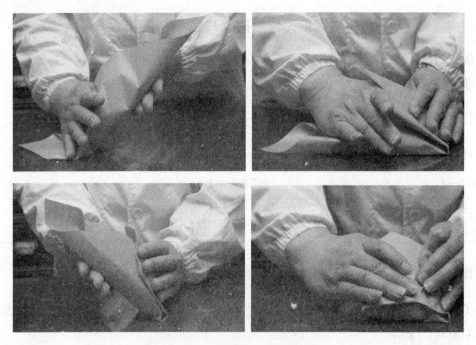

图 8—12　包包、捆扎步骤 4

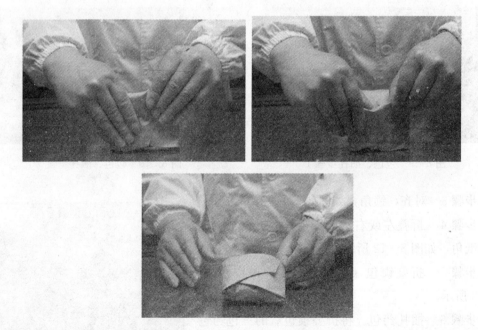

图 8—13　包包、捆扎步骤 5

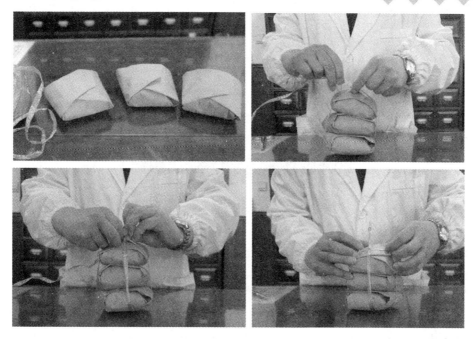

图 8—14　包包、捆扎步骤 6——捆扎方式 1

或将折叠锁包后的五、七包药包双排重叠用细绳横向一次、纵向两次交叉捆扎后扎紧，挽扣，如图 8—15 所示。

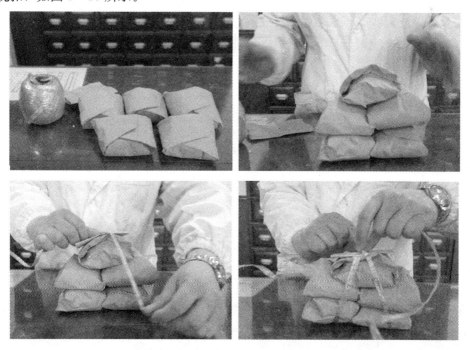

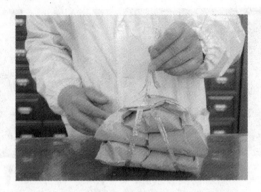

图8—15 包包、捆扎步骤6——捆扎方式2

注意事项

（1）将各药包堆整齐，用门票包装，略呈长方形，底部大，顶部略小，俗称"一口印"。

（2）药店名称显于正前方。

（3）包装整齐美观，牢固，熟练，快速。

（4）药包的捆扎应压紧，捆扎十字节牢固，不松散。

第3节　抛翻药格斗

 学习目标

➤了解中药零售店中药饮片的养护方法

➤能熟练抛翻药格斗

 知识要求

一、中药饮片的装载容器

药格斗是调剂中药饮片的容器，多为木制的多格式组合柜。其中每个斗隔为两格或三格，可装两种或三种饮片。药格斗抛翻是清理药格斗的方法。

二、药格斗抛翻的目的

1. 符合国家规定的药品质量标准

中药零售店调剂中药处方中的饮片质量，必须符合国家规定的药品质量标准。中药的饮片因自身因素（含水量、淀粉、黏液质、油脂类、挥发油等）和环境因素（温度、湿度）的影响，会造成饮片质量变异，不能作处方调配用药。

2. 防霉保质

在中药店的饮片格斗架上，一般采用两格式药格斗（简称药斗）装药，装药量须视业务量而定。装斗时须抛翻清理底部余药，经筛簸后，倒在装入货的上面。特别是在梅雨季节，更应注意确保药品质量，不使中药饮片产生霉变、结串、生虫等变异现象。

只有经常抛翻才能保证中药饮片不发生霉变、生虫、结串等现象，防止交叉污染。药格斗抛翻是中药店的一项经常性工作，也是中药店职工的一项基本功，虽然看上去操作很简单，但要使抛翻的质量达到要求，不经过反复的训练、揣摩，其技能是不易掌握的。

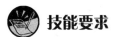 **技能要求**

抛翻药格斗

操作准备

材料准备——两格药格斗，两味不同的中药饮片，如图8—16所示。

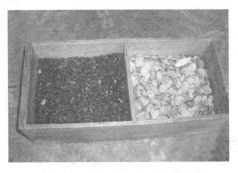

图8—16　两格药格斗和两味中药饮片

操作步骤

抛翻药格斗就是通过抛翻将外格药物抛翻净，而内格药物不出，相互不能混。操作要求是三次抛净，操作时要通过人的手臂前后摆动与手腕上下运动的动态配合来完成。

步骤1　双手紧握隔为两格的药格斗，手握在中心线近身一侧，身体稍向前倾，如图8—17所示。

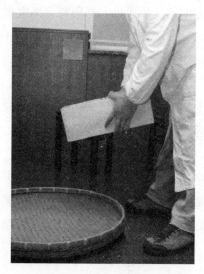

图8—17　抛翻药格斗步骤1

步骤2　手腕上下运动，将欲清理出的药物一格置于前方，身体站立稳定、前倾，先用力向上送扬，如图8—18所示。

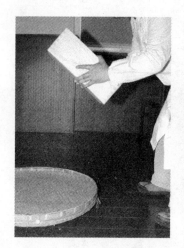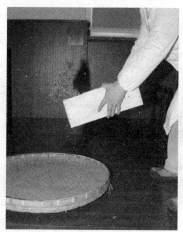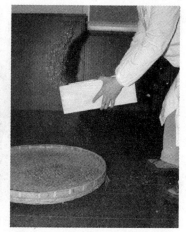

图8—18　抛翻药格斗步骤2

步骤3　手腕手臂上下前后运动，自然摆动，将药格斗中前方的药物抛翻出来，经反复三次操作，前格药物倒净，如图8—19所示。

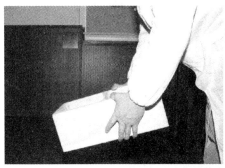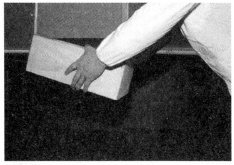

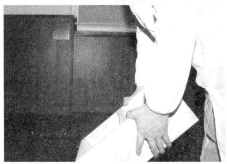

图 8—19　抛翻药格斗步骤 3

抛翻药格斗完成，如图 8—20 所示。

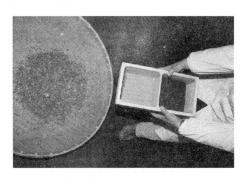

图 8—20　抛翻药格斗完成

注意事项

（1）抛翻时动作要轻松、迅速、利落。

（2）经三次抛翻后，前格内饮片须抛净，后格内饮片无外溢。

（3）如果前格药物剩余 1/4（25％）以上或后格药物有 1/4（25％）以上外溢，则不符合要求。

复习思考题

1. 简述中药饮片调剂的常用术语。

2. 简述常用中药的通用名称。

3. 根据《上海市中药饮片炮制规范》，写出中药饮片的炒、炙、煅等制品的处方应配。

4. 列表写出常见的药名合写及配方应付。

5. 写出中药饮片配方的要求及注意事项。

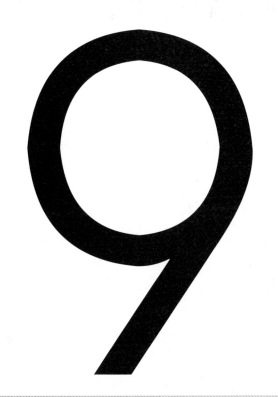

第 9 章

中药煎煮

第1节 中药机器煎药流程及管理要求

 学习目标

➤熟悉机器煎药的工艺流程及管理要求

 知识要求

一、机器煎药的工艺流程

机器煎药的工艺流程如图9—1所示。

二、应用中药煎药机煎药的具体要求

1. 操作场地、设备、设施与器具要求

（1）煎药场所应当与饮片生产或经营场地分隔，周边环境卫生安全，无废气、废水、垃圾等污染源。

（2）煎药间布局合理，场地面积和设备设施等应与代煎加工的业务规模相适应，能防止作业差错和交叉污染。设有浸泡、煎煮、包装、清洗等功能区域，有明显的分区标识，实行定置管理。需要进行临方炮制的，应按《上海市药品零售企业 GSP 认证评定细则》的有关要求制定管理制度，配置相应的辅料和器具，按要求做好炮制记录。

（3）煎药间地面、墙面、顶壁应平整、易清洁、不易发霉和脱落；管道、灯具、风口等设施的设置应当便于清洁；有安全消防等防护措施和进排水、通风、防尘、防动物昆虫侵入等设施。

（4）企业应根据煎药业务规模和工艺要求，配备必要的煎药设备（煎药机与包装机的配比不得大于4：1）及储药、冷藏设施以及量杯（筒）、

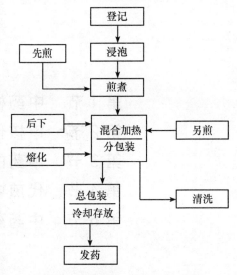

图9—1 机器煎药的工艺流程图

过滤、计时、捣碎加工等辅助器具。直接与药物接触的容器具应选用耐腐蚀、不易与药汁起反应、不释放有害物质的不锈钢材质，不得使用铝、铁和普通塑料制品。煎药袋的材质应无毒害、耐用、耐高温、有滤过功能。

2. 人员要求

（1）企业设有质量员负责煎药质量管理，质量员应有中药学初级以上技术职称或具有中药学中专以上学历；承接医疗机构代配代煎业务量大的企业，应设置独立的煎药部门。部门负责人应具有煎药管理实践经验，有药学专业大专以上学历或中药师以上技术职称，具体负责代配代煎业务的组织协调和质量管理。

（2）煎药岗位的操作人员应参加协会组织的中药煎药或定制膏方岗位培训，经考核合格后持证上岗；每年还应接受不少于 8 h 的岗位技能复训，复训由企业自行组织，并做好培训档案。

（3）煎药岗位操作人员上岗前及每个年度应进行健康检查，并建立健康档案。患有传染病、皮肤病以及乙肝病毒携带者、体表有伤口未愈合者等不得从事相关岗位工作。操作人员在岗时要穿着工作服，保持个人卫生，不得留有长指甲、不涂指甲油、不佩戴首饰。

3. 质量要求

（1）中药饮片质量标准：符合《中华人民共和国药典》2010 版一部及《上海市中药饮片炮制规范》（2008 版）的规定。

（2）药液复合膜包装卷：食用级以上、PET 耐高温无毒制品。

（3）汤剂的质量标准

1）药料煎透度：汁浓味厚，色泽均匀，无可见异物。检查茎、根块类药渣应无白心、无硬心。

2）药液装量：每袋分装均匀，装量差异不大于±5％。

3）包装质量：药液包装袋封口平整完好，无渗漏，无药汁污染。

4. 管理要求

（1）根据中药行业管理规范要求，结合企业实际制定质量员、配方、煎药操作岗位职责，煎药安全、卫生制度及机器煎药和相关设备的标准操作程序（SOP）。主要管理制度和操作规程应在煎药场所醒目处张贴，明确中药调配、浸泡、煎煮、包装、发药等加工环节的岗位职责和工艺操作要求，组织员工学习培训并严格执行。

（2）加强煎药过程的质量管理，每方（剂）煎药应做好登记、编号，编制煎药凭证（加工单）并随药全程流转。操作人员在调配、浸泡、煎煮、包装、发药时应当认真核对处方和煎药凭证（加工单）的有关内容，及时在煎药凭证（加工单）的有关栏目中做好操作记录并签名。原始记录应做到内容真实、数据完整，保存三个月备查。代煎加工服务规模较大的企业，要积极探索运用现代信息技术，开展中药调配煎药过程的计算机管理，提升企业的管理能级。

（3）煎药场地应保持整洁卫生，不得放置与煎药无关的物品，煎药过程中产生的废弃物应及时清理；每剂煎药结束，应及时洗净煎药袋和煎药、包装设备及容器具，严防混药和污染；每天煎药结束按规定做好清场工作。煎煮毒性或外用中药时，煎药器具上应标有明显标记，设备器具使用后应及时洗净，并经沸水煮后再用。煎煮有特殊气味、颜色较深的药物，煎煮器具要浸泡清洗，防止串味、串色。

（4）企业应建立煎药质量监控和评估考核体系，做好煎药加工服务数据的日常统计。每年定期对煎药服务质量进行总结和评估检查，征求客户和相关方面意见。发现煎药质量问题和不良反应，应及时分析处理，并报告有关部门。

（5）严格执行药品价格政策，饮片核价算方及煎药收费应按价格主管部门的有关规定执行。

（6）医疗机构在中药煎药服务能力不足情况下委托企业代配代煎的，企业应与委托方签订书面协议，明确委托煎药的质量控制要求以及出现煎药质量问题时的双方责任等。医疗机构是中药煎药质量安全的责任单位，企业应自觉接受委托方的监管，满足委托方的服务要求。

（7）企业按行业管理规范要求开展工作，自觉接受行业现场检查和资质评估，成为"中药煎药管理合格单位"。

第2节　审核代煎中药的处方

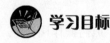 **学习目标**

➤了解中药处方的构成

➤熟悉处方的审核

➤能按要求审核中药代煎煮中药的处方

➤能核对中药处方前记与煎药单是否一致

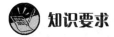 **知识要求**

一、中药处方介绍

1. 处方

处方又称"药方"。中医处方是医生辨证论治的书面记录和凭证，反映了医师的立法用药和用药要求，是给中药调剂人员的书面通知，是中药调剂工作的依据，也是依法经营、计价、统计的依据。常见的处方有古方、经方、时方、法定处方、验方、偏方、秘方、医师临证处方等类型。

2. 古方

古方泛指古医籍中所记载的方剂。

3. 经方

经方是指《黄帝内经》《伤寒论》《金匮要略》等经典著作中记载的方剂，其中大多数方剂组织严谨、疗效确实，经长期临床实践沿用至今。

4. 时方

时方泛指从清代至今出现的方剂。

5. 法定处方

法定处方是指《药典》《部颁标准》及《地方药品标准》所收载的处方，具有法律约束力。

6. 协定处方

协定处方是指医师和药师根据临床需要相互协商制定的处方。它主要解决配方数量多的处方，做到预先配制与储备，以加快配方速度，减少病人等候取药时间。

7. 验方、单方、偏方

验方、单方、偏方是指在民间流行、有一定疗效的简单处方。验方、单方、偏方均系民间流传的对某些疾病有效的药方，彼此相互介绍应用。由于病人体质、病情各异，在使用这类药方时，最好有医师指导，以防发生意外。

8. 秘方

秘方是指有一定的独特疗效且秘而不传的处方。

9. 医师临证处方

医师临证处方是指医师根据辨证论治临时所拟的处方。

二、处方的审核

审阅处方需要思想集中，认真负责，防止草率从事。同时需要做到准确而迅速，因它与调配的顺利开展有着密切的关系。一般审阅处方应注意以下几点。

1. 首先看清处方的医院、患者姓名、年龄、性别、婚否、日期、药剂数以及医师签章等。如发现问题，应向购药者核对。

2. 审查处方中的药名是否有书写潦草不清、药味重复、药量模糊或遗漏、超量或笔误等，发现问题应及时与医师联系。

3. 审查处方有无"相反""相畏"或"妊娠禁忌"，发现问题应由处方医生确认或重新开具处方。

4. 发现处方中有毒性中药时，必须严格执行有关中药管理的规定。不符合规定，应向顾客说明，不予调配。

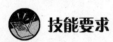 **技能要求**

审核待煎煮的中药处方

操作步骤

步骤1　审核药味是否遗漏、错配。

步骤2　审核是否按照最新版各地的《中药饮片炮制规范》处方要求应付炙炒。

步骤3　审核特殊处理药物是否另行包装。

核对中药处方前记与煎药单是否一致

操作步骤

步骤1　核对顾客姓名与处方姓名是否一致。

步骤2　核对药帖数是否一致。

步骤3　核对煎药凭证内容是否一致。

第3节 中药的浸泡

 学习目标

➤ 熟悉煎煮饮片用水的要求

➤ 能用适量的水浸泡中药饮片

➤ 能选择适当的煎药用具

 知识要求

一、煎煮饮片用水的要求

1. 纯水

汤剂的溶媒主要用纯水。根据病情也可加酒或醋混合煎煮。有时医师根据病情的需要指定煎药用水。

2. 古代文献的记载

古代所取用的水，种类很多。

《本草纲目》记载的就有43种。如：长流水，古人认为水长流能决渎壅塞，使经络大通，气入阴而治失眠；清浆水，是初酸的米汤（由秫米和曲酿成，如醋而淡），其性凉可解热，用以下气降逆，止呕。如李时珍主要选择雨水、液雨水、潦水、腊雪、露水5种水，这些为天然蒸馏水，含矿物质少，比较洁净，对煎煮中药一般影响很小。

总之，煎药用水应以洁净、少矿物质或其他杂质为原则。

二、不同中药饮片加水量的控制

加水量多少，对煎药的质量有很大影响。加水量过少，药物中的有效成分不能全部煎出来；加水量过多，会使煎煮时间延长，使药物中的某些成分破坏或散失，相应增加了饮用量，使患者不易接受。确定煎药加水量应考虑药物的总质量和体积、吸水能力、功能主治等因素。

1. 加水量少

一般情况下，质地坚实的药物体积小（如矿物、贝壳类），质地坚实而油润的药物吸水量小，煎煮时加水量少些。

2. 加水量多

质地轻松的药物体积大（如花、叶、全草类），质地松泡而干枯的药物吸水量大，故加水量要多些。

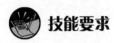 **技能要求**

中药浸泡

操作准备

浸泡器具、专用煎药袋、专用容器、纯水。

操作步骤

步骤 1　水量选择

中药传统煎煮是将药物放在煎煮器具里浸泡。

煎药机煎煮浸泡前，将药物倒入干净专用煎药袋放入洁净容器内先行浸泡，浸泡应当使用符合国家卫生标准的饮用水。

浸泡药物时间一般不少于 30 min。浸泡过程中用专用搅棒搅动和挤压药料 2～3 次，使之浸泡充分。

有特殊要求（先煎、后下、烊化、另煎等）的药物另行处理。

步骤 2　用具选择

（1）常用器具。宜用搪瓷、不锈钢、玻璃、陶土等器具。忌用铜、铁器。

（2）煎药机。专用煎药袋、专用容器、专用搅棒。

第 4 节　代煎中药的煎煮

 知识要求

➢了解煎药的火候和时间

➢熟悉特殊药物的煎煮方法

➤能够熟练使用中药煎药机煎煮中药

一、煎药设备

在大型中药零售企业煎药室内，使用由不锈钢容器和控制装置构成用电加热的煎药机，可控温调节，具有省时、节能、无菌、无环境污染、使药物成分充分煎出和药液浓等优点。

中药煎药设备主要技术参数如下。

1. 中药煎药机 YJ—20L（见图9—2）

型号：YJ—20L。

容量：20 000 mL。

工作压力：≤0.10 MPa。

电压：AC220 V。

功率：2.2 kW。

2. 中药煎药机 YJ—30L（见图9—3）

型号：YJ—30L。

容量：30 000 mL。

容器类别：一类。

设计压力：0.25 MPa。

工作压力：≤0.10 MPa。

电压：AC220 V 或 AC380 V。

功率：3.6 kW。

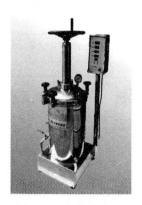

图9—2　中药煎药机 YJ—20L

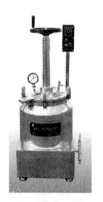

图9—3　中药煎药机 YJ—30L

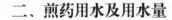

二、煎药用水及用水量

煎药用水应当使用符合国家卫生标准的饮用水，不可用沸水。

浸泡（煎煮）的用水量应为饮片吸水量、煎煮过程中蒸发量及煎煮后所需药液量的总和。

用水量一般根据药物特性及煎煮工艺要求而确定。经验估量一般按所需药液总量的1.2～1.5倍量加水，或以浸没药袋2～5 cm为宜。特殊药物、吸水性强的药物或煎煮时间较长者应酌情增减水量。根据药剂的性能，解表药可酌减水量，调理滋补药物则需增加水量。

三、煎药的火候和时间

煎药火力的大小，习称"火候"，即煎药时掌握火力的强弱和时间的长短。如果火力过强，水分很快蒸发，药物的成分不易煎出，而且药物易于焦煳，药液易煎干；火力过弱，煎煮时间短，煎煮效率低，药物的成分不易煎出。为了更好地保持药性、更全面地发挥药物治疗作用，在中药饮片煎煮时要掌握好煎药火候和时间。

煎煮温度和时间应根据不同的煎煮设备以及所煎中药的质地、药性而确定，见表9—1。

表9—1　　　　　　　　　　不同药物的煎药的火候和时间

药物类型	传统煎药的火候和时间	煎药机煎药的温度和时间
一般药物	应用文火和武火交叉煎煮，使有效成分充分煎出；头煎20～25 min，二煎15～20 min	温度110～115℃（压力<0.1 MPa），保温时间20～30 min
解表药	应用武火速煎，"气足势猛"药力迅速；头煎15～20 min，二煎10～15 min	温度105～110℃（压力<0.1 MPa），保温时间15～20 min
滋补药	开始用武火煮沸，后用文火慢煎，使药汁浓缩，药力持久；头煎30～35 min，二煎20～25 min	温度115～120℃（压力<0.1 MPa），保温时间30～40 min

煎药机煎煮过程中应对药物进行不少于2次的挤压放松，待煎煮达到要求，释放煎药机内压力，再挤压释放药液至包装机。

四、煎药时需要特殊处理的药物

中药具有不同物理形态，含有多种不同成分，有的易溶于水，有的难溶于水，有的加热后成分易挥发，有的久煎成分易破坏，有些药物加热后会影响其他药物的成分煎出。因此，应根据药物的不同性质，在调配时对一些药物需要指出特殊处理办法，见表9—2。

表 9—2   煎药时需要特殊处理的药物

方法	目的	饮片名称
先煎	为了增加药物溶解度，降低或缓解药物的毒性，充分发挥其疗效，不同中药品种一般先煎药物应煮沸 15～30 min，有些必须先煎 1～2 h。使用压力煎药机的先煎药物可与其他药物同煎	枫斗、水牛角、生瓦楞子、生石决明、羊角、生牡蛎、生龟甲、生鱼脑石、生珍珠母、玳瑁、鹿角片、羚羊角片、生蛤壳、生紫贝齿、生鳖甲、生石膏、石燕、石蟹、生龙骨、生龙齿、生白石英、生自然铜、生花蕊石、青铅、生禹粮石、生钟乳石、铁落、寒水石、生紫石英、生灵磁石、生蛇含石、生代赭石、玄精石等
后下	一般在汤剂煎好前 5 min 入煎。也可将煎好的药汁注入液体包装机加热，后下药物装袋共同煎煮 3～5 min	生大黄、徐长卿、白豆蔻、西砂仁、阳春砂、苦杏仁、鱼腥草、薄荷、番泻叶、肉桂、越南肉桂、沉香、降香、钩藤等
烊化	为了防止黏底煳锅和药物成分损耗，将胶类或粉状药物加入已煎好的药液中搅拌，使之溶化	阿胶、鹿角胶等
包煎	为避免药液混浊或刺激咽喉，或粉末药物免予漂浮混浊，对一些含绒毛、粉末及含黏液质的药物必须装入药袋中包煎	千金子霜、车前子、瓜蒌子霜、巴豆霜、肉豆蔻霜、苦杏仁霜、郁李仁霜、柏子仁霜、秫米、桃仁霜、甜杏仁霜、紫苏子霜、葶苈子、蕤仁霜、旋覆花、蒲黄、枇杷叶、马勃、五灵脂、毛燕窝、燕角、夜明砂、鸬鹚涎、飞滑石、白石脂、赤石脂、针砂、百草霜、灶心土、海金沙、淡秋石等
冲服	对于贵重药物或有效成分易被破坏或煎煮时易被损耗的药物，宜于研粉调入药汁或开水中冲服	羚羊角、牛黄、砂仁、沉香、三七、珍珠等
兑服	对于液体中药，放在其他药中煎煮，往往会影响其成分，故应待其他药物煎煮好后去渣取汁，再兑入服用	竹沥、黄酒、鲜藕汁、姜汁梨汁等

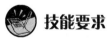 **技能要求**

中药煎药机煎煮中药

操作准备

（1）器具准备。中药煎药机（见图 9—4 和图 9—5）、专用煎药袋、中药饮片、饮用水等。

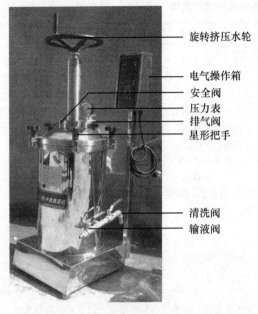

图9—4　中药煎药机的各部件

旋转挤压水轮

电气操作箱
安全阀
压力表
排气阀
星形把手

清洗阀
输液阀

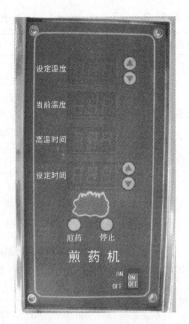

图9—5　操作面板

（2）煎药人员必须穿戴好工作衣帽，做好自身清洁卫生工作。

（3）检查煎药设备，做好相关器具清洁工作。

（4）认真核对姓名、贴数、贵重细料和要特殊处理的药物。贵重细料和需特殊处理的毒麻药物须有双人投料。

（5）煎药凭证随中药或药汁流转。

操作步骤

步骤1　用手将5个星形把手按逆时针方向旋转松开。

步骤2　设定温度，设定时间。

步骤3　放水之前把输液阀、排气阀、清洗阀关闭。

步骤4　将药放在煎药袋中，浸泡1 h后，将煎药袋放入煎药桶中，再放入水。

步骤5　盖盖后，用手按对角线顺时针方向拧紧5个星形把手。

步骤6　煎药期间，调节煎药设定时间，密切注意观察压力表，利用温度调节器，使之不超过容许工作压力。

步骤7　到达设定温度后，经过延时设定时间保温，报警器响，煎药结束。

步骤8　煎药完成后，慢慢打开输液阀，将药液输入包装机，将旋转挤压手轮按顺时针方向旋转，挤压后反方向松一次，重复两次上述动作，将药渣中药液完全挤出。

步骤 9　药液排完后关闭输液阀，打开排气阀，使压力表的压力降为零，将蒸汽排尽。

步骤 10　压力表降低为零之后，旋转挤压手轮按逆时针旋转升高压盘到锅盖，将 5 个星形把手逆时针方向松开，用钩子将桶内药袋取出，再放水清洗桶内。

步骤 11　如果继续煎药，按步骤 3 至步骤 10 重复进行。

步骤 12　清洗时应清洗干净，通过清洗阀将水排入下水道。

第 5 节　中药药汁的包装

学习目标

➤熟悉中药自动包装机及中药药汁的包装知识

➤能够熟练使用中药自动包装机灌装中药药汁

知识要求

一、中药自动包装机（见图 9—6）技术参数

型号：YB—250。

容量：20 000 mL。

包装能力：12 包/min。

包装容量：80～250 mL/包。

电压：AC 220 V。

功率：1.85 kW。

二、中药药汁的灌装

将已煎好的药汁注入包装机，药汁温度高于 70℃灌装。灌装机封口、封边温度到达设定要求后，先把灌装机管道残留水放掉一至两袋后，再进行有效灌装。

灌装时的注意事项：

1. 内服药与外用药应当使用不同的标识区分。

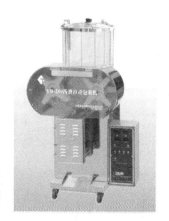

图 9—6　中药自动包装机

YB—250

2. 包装药液的材料应当符合药品包装材料国家标准。并不易破损。

3. 灌装容器必须经过清洗和高温消毒，严防污染。灌装前，调整灌装机灌装容量，使之符合处方规定的要求。

4. 灌装量应当根据儿童和成人分别确定。儿童每剂一般煎至 100～300 ml，成人每剂一般煎至 350～450 ml，一般每剂按两份等量分装，特殊要求的包装量遵医嘱。在药剂的外包装上标明顾客的姓名或编号、帖数、加工日期，内封入煎药凭证等。顾客未及时来取的袋装汤剂须妥善保管，应放置在阴凉通风处，必要时需冷藏。

5. 每灌装好一次药物以后，包装机（内桶和连接管道）均用流动清水清洗，用沸水灭菌消毒，预防二次污染。每天煎药完毕后，按规定清洗外，要做好现场清洁卫生工作。

6. 将已包装好的袋装汤剂放入专用盛器内进行冷却。气温 25℃以上时，顾客未及时领取的袋装汤剂冷却后应放置在阴凉通风处，必要时须冷藏。

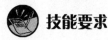 **技能要求**

中药自动包装机灌装中药药汁

操作准备

准备好中药自动包装机（见图 9—7、图 9—8 和图 9—9）和专用复合膜等。

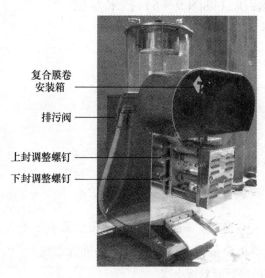

复合膜卷
安装箱

排污阀

上封调整螺钉

下封调整螺钉

图 9—7　中药自动包装机左侧图

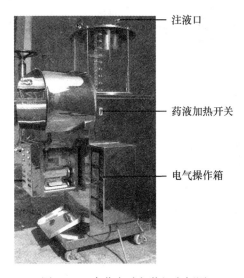
注液口

药液加热开关

电气操作箱

图9—8　中药自动包装机右侧图

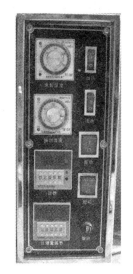

图9—9　中药自动包装机电气操作箱示意图

操作步骤

步骤1　放置好复合膜卷（见图9—10），确认里外面位置正确，两卷端面对齐，然后将膜分别通过引导辊进入热封辊。

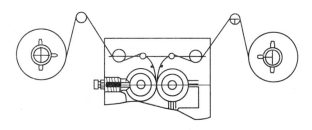

图9—10　复合膜卷安装示意图

步骤2　打开加热开关，必须待温度控制器绿色指示灯亮，或听到短促的蜂鸣声后，方可进行封装工作。

步骤3　按"启动"键，此时辊轴转动将包装复合膜卷带送入两辊轴之间后，待温度控制器绿色指示灯亮，且在不启动"注液"键情况下，单独启动"启动"键进行运转，由此来检验熨合成空袋的黏合强度状况。

步骤4　如果出现某部位黏合不好，可适量调节相对应的封边、封口的温度，或适量调节左侧相对应的热封纵、横辊轴的压紧螺栓，如图9—11所示。

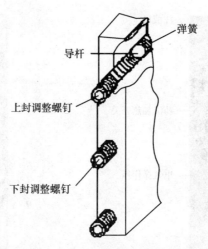

图 9—11　调整操作示意图

　　步骤5　在熨合成空袋的黏合强度良好情况下，开启煎药机输液阀门并按"灌注液"键，药液包装开始。包装数量计数显示，达到数量设定值时，自动停机。重新注入包装时必须首先"清零"，或进行清洗后重新设定包装数量，否则机器不能运转。

　　步骤6　每次药液包装工作完毕，必须用水清洗一次。清洗时，先将横封辊轴的扁平面处于垂直位置停止，用剪刀剪开横封熨合部位后，再用水进行清洗。同时开启排污阀，排尽管路内的沉淀渣液。

复习思考题

1. 简述机器煎煮中药饮片的质量要求和管理要求。

2. 简单介绍中药处方的类别。

3. 介绍中药饮片煎煮的用具和用水。

4. 介绍中药饮片煎煮的火候和时间。

5. 根据药物的不同性质，哪些药物要进行特殊处理，如何处理，为何要如此处理？

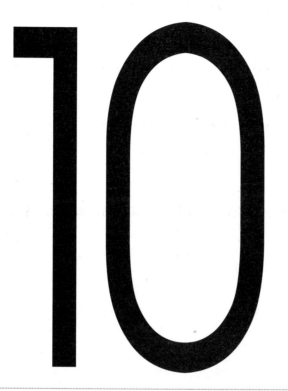

第 10 章

中成药调剂

第1节 中成药介绍

 学习单元1 内科用药

 学习目标

➤能正确介绍感冒咳嗽、胃痛、腹泻便秘、虚证类中成药的功效、主治和使用特点

➤能接待顾客，并介绍不同剂型中成药的使用特点

➤能辨别不同病症并推介适用的中成药

 知识要求

一、感冒、外感咳嗽

1. 感冒

中医认为由于外邪（风、寒、湿、热等）侵袭人体肌表而导致的疾病，为表证。根据外邪的性质，感冒常可分为风寒感冒和风热感冒两种证型。

2. 咳嗽

咳嗽是感冒的常见兼症。

（1）川芎茶调丸

[组成] 川芎、羌活、白芷、细辛、荆芥、防风、薄荷、甘草。

[剂型规格] 暗褐色水丸。

[用法用量] 口服，每次 6 g，每日 2 次，饭后用茶水送服。

[功能] 祛风，解表，止痛。

[主治] 感冒风寒，风邪头痛：鼻塞声重，发热，头痛无汗，偏正头痛。

[注意] 本品药性辛散，所以体虚自汗者不宜服用，虚证头痛也不宜服用，孕妇慎用。

（2）正柴胡饮颗粒

[组成] 柴胡、陈皮、防风、赤芍、甘草、生姜。

［剂型规格］棕色颗粒剂。

［用法用量］口服，温开水冲服，每次 3 g，每日 3 次。

［功效］表散风寒，解热止痛。

［主治］用于外感风寒初起发热恶寒，无汗，头痛，鼻塞，喷嚏，咽痒咳嗽，四肢酸痛；流行性感冒初起、轻度上呼吸道感染见上述症候者。

［注意］忌烟、酒及辛辣、生冷、油腻食物；不宜在服药期间同时服用滋补性中药；风热感冒者不适用，其表现为发热明显、微恶风、有汗、口渴、鼻流浊涕、咽喉肿痛、咳吐黄痰；高血压、心脏病、肝病、糖尿病、肾病等慢性病严重者应在医师指导下服用。

（3）感冒退热颗粒

［组成］大青叶、板蓝根、连翘、拳参等。

［剂型规格］棕黄色颗粒剂。

［用法用量］口服，温开水冲服，每次 1～2 袋，每日 3 次。

［功效］清热解毒。

［主治］上呼吸道感染，急性扁桃体炎，咽喉炎。

［注意］本品为苦寒清热之品，故风寒感冒不宜应用，脾胃虚弱者应慎用，以免苦寒败胃。

（4）银翘解毒片

［组成］金银花、牛蒡子、连翘、桔梗、竹叶、薄荷、荆芥、豆豉、甘草。

［剂型规格］浅棕色至棕褐色的片剂。

［用法用量］口服，每次 4 片，每日 3 次，以芦根煎汤或温开水送服。

［功效］辛凉解表，清热解毒。

［主治］风热感冒：发热头痛，咳嗽，口渴，咽痛，舌尖红，苔薄白，脉浮数。

［注意］本品偶可引起过敏反应，表现为荨麻疹、多形性红斑性药疹、药疹样皮炎等，对本品过敏者禁用。

（5）抗病毒颗粒

［组成］板蓝根、石膏、芦根、地黄、郁金、知母、石菖蒲、广藿香、连翘。辅料为蔗糖、糊精、广藿香油、薄荷油、白芷酊。

［剂型规格］黄色至棕黄色颗粒、味甜、气香。

［用法用量］开水冲服，一次 9 g，一日 3 次。

［功效］清热祛湿，凉血解毒。

［主治］用于风热感冒，流感症见：发热，微恶风，有汗，口渴，鼻流浊涕，咽喉肿痛，咳吐黄痰。

［注意］忌烟、酒及辛辣、生冷、油腻食物；不宜在服药期间同时服用滋补性中药。发高烧体温超过38.5℃的患者，请上医院就诊；脾胃虚寒泄泻者慎服。孕妇、哺乳期妇女禁用。

（6）双黄连颗粒

［组成］金银花、黄芩、连翘。

［剂型规格］棕黄色的颗粒。

［用法用量］口服，每次5g，每日3次。

［功效］辛凉解表，清热解毒。

［主治］外感风热：发热，咳嗽，咽痛。

（7）通宣理肺丸

［组成］紫苏叶、麻黄、苦杏仁、前胡、桔梗、半夏、陈皮、茯苓、枳壳、甘草、黄芩。

［剂型规格］黑棕色至黑褐色的丸剂。

［用法用量］口服，每次7g，每日2～3次。

［功效］解表散寒，宣肺止咳。

［主治］感冒咳嗽：发热恶寒、鼻塞流涕、头痛无汗、肢体酸痛。

［注意］高血压、心脏病人慎用。

（8）小青龙合剂

［组成］麻黄、桂枝、白芍、干姜、细辛、五味子、法半夏、甘草。

［剂型规格］棕黑色的液体。

［用法用量］口服，每次10～20ml，每日3次；用时摇匀。

［功效］解表化饮，止咳平喘。

［主治］风寒水饮：咳嗽气喘，痰多色白清稀，伴恶寒发热，无汗，舌苔白滑，脉浮。

［注意］儿童、孕妇、哺乳期妇女禁用；肝肾功能不全者禁服。高血压、心脏病患者慎服。本品不宜长期或反复服用，用药3天症状无缓解，应去医院就诊。

（9）川贝枇杷糖浆

［组成］川贝母、枇杷叶、桔梗、薄荷脑。

［剂型规格］棕红色黏稠液体。

［用法用量］口服，每次10ml，每日3次。

［功效］清热宣肺，化痰止咳。

［主治］风热犯肺，内郁化火：痰黄或稠，咯痰不爽，咽喉肿痛，胸闷胀痛，感冒咳嗽，慢性支气管炎见上述症状者。舌苔薄黄，脉浮数。

［注意］忌生冷、油腻食物；糖尿病人忌用。

（10）急支糖浆

［组成］金荞麦、四季青、鱼腥草、麻黄、紫菀、前胡、枳壳、甘草。

［剂型规格］棕黑色黏稠的液体。

［用法用量］口服，每次 20～30 ml，每日 3～4 次。

［功效］清热化痰，宣肺止咳。

［主治］风热犯肺，或痰热壅肺：咳嗽痰黄，发热面赤，胸闷，口渴引饮，小便短赤，舌红苔黄。或急性支气管炎，感冒后咳嗽，慢性支气管炎急性发作等呼吸系统疾病。

二、胃痛类

胃痛是指以上腹部近心窝处经常发生疼痛为主症的疾病。胃痛发生的常见原因有寒邪客胃、饮食伤胃、肝气犯胃和脾胃虚弱等。

（1）良附丸

［组成］高良姜、香附。

［剂型规格］棕黄色至黄褐色水丸。

［用法用量］口服，每次 3～6 g，每日 2 次。

［功效］温胃理气。

［主治］寒凝气滞：胃脘冷痛，吐酸，胸腹胀痛。

［注意］忌气恼寒凉；肝胃郁火、胃热疼痛、阴虚津少或出血者不宜应用。

（2）温胃舒颗粒

［组成］附子、肉桂、党参、黄芪、肉苁蓉、山药、白术、山楂、乌梅、砂仁、陈皮、补骨脂等。

［剂型规格］颗粒剂、胶囊剂。

［用法用量］口服，颗粒剂：口服每次 10 g，每日 2 次；胶囊剂：每次 2 粒，每日 3 次。

［功效］温胃止痛。

［主治］胃脘冷痛，胀气嗳气，纳差畏寒等。

［注意］胃出血病人忌用。

（3）香砂养胃丸

［组成］木香、砂仁、白术、陈皮、茯苓、半夏、香附、枳实、豆蔻、厚朴、广藿香、甘草。

［剂型规格］黑色水丸。

〔用法用量〕口服，每次 9 g，每日 2 次。

〔功效〕温中和胃。

〔主治〕寒湿阻滞，中气不运：脘腹胀满，不思饮食，呕吐酸水，四肢倦怠。

〔注意〕忌食生冷油腻食物。

（4）胃苏颗粒

〔组成〕苏梗、香附、陈皮、香橼、佛手、枳壳等。

〔剂型规格〕颗粒剂。

〔用法用量〕口服：每次 15 g，每日 3 次，温开水送服。

〔功效〕理气消胀，和胃止痛。

〔主治〕胃脘作痛，窜及两肋，嗳气则舒，情绪郁怒则发作加重。

〔注意〕孕妇慎用；舌红少苔、口燥咽干、心烦失眠者停用。糖尿病患者忌用。

（5）气滞胃痛颗粒

〔组成〕柴胡、枳壳、延胡索、甘草、香附等。

〔剂型规格〕颗粒剂。

〔用法用量〕口服，每次 10 g，每日 3 次。

〔功效〕疏肝理气，行气止痛。

〔主治〕肝气郁结：脘腹胁部胀满、疼痛、恼怒则胀痛加重，纳谷不香，或肠腹泻等。

〔注意〕孕妇慎用；糖尿病患者忌用。

（6）保和丸（片）

〔组成〕山楂、六曲、麦芽、陈皮、莱菔子、半夏、茯苓、连翘。

〔剂型规格〕灰棕色至褐色的水丸。

〔用法用量〕口服，每次 6～9 g，每日 2 次。

〔功效〕消食、导滞、和胃。

〔主治〕食积停滞：脘腹痞满胀痛、嗳腐吞酸、恶食呃逆、或大便泄泻等。

〔注意〕忌油腻难消化食物。

（7）养胃舒颗粒

〔组成〕党参、沙参、黄精、乌梅、山楂、山药、菟丝子、生姜、白术、陈皮等。

〔剂型特点〕颗粒剂。

〔用法用量〕口服，每次 12 g，每日 3 次，开水冲服。

〔功效〕扶正固本，滋阴养胃，调理中焦，行气消导。

〔主治〕胃脘灼热胀痛，手足心热、口干、口苦、纳差、消瘦等。

〔使用注意〕阳虚者不宜应用。

三、腹泻便秘

1. 腹泻

腹泻又称泄泻，是指排便次数增多，粪便稀薄，甚至泻出如水样而言。泄泻的关键在于脾胃功能障碍，当感受外邪、饮食所伤或脾胃本身虚弱、肝脾不和以及肾阳不足等，均可导致脾胃功能失常，而发生泄泻。

（1）藿香正气口服液

［组成］藿香、苍术、大腹皮、白芷、紫苏、茯苓、生半夏、陈皮、厚朴、甘草。

［剂型规格］棕色的澄清液体。

［用法用量］口服，每次5～10 mL，每日2次，用时摇匀。

［功效］解表祛暑，化湿和中。

［主治］外感风寒，内伤湿滞，夏伤暑湿：发热恶寒、头痛昏重、胸膈满闷、脘腹胀痛、呕吐泄泻；胃肠型感冒；舌苔白腻。

［注意］忌食生冷油腻；阴虚火旺者忌服；本品可引起过敏反应，心动过速、急性荨麻疹、过敏性药疹等。

（2）葛根芩连片

［组成］葛根、黄芩、黄连、炙甘草等。

［剂型规格］暗黄色的片剂。

［用法用量］口服，每次3～4片，每日3次。

［功效］解肌清热，止泻止痢。

［主治］湿热泄泻：腹痛、泄泻、下利臭秽，身热烦渴。

［注意］服用本品时，忌食辛辣、刺激、油腻食物，寒湿下痢者禁用。

（3）香连丸

［组成］黄连（吴茱萸制）、木香。

［剂型规格］淡黄色至黄褐色的丸剂。

［用法用量］口服，每次3～6 g，每日2～3次。

［功效］清热燥湿，行气止痛。

［主治］湿热痢疾，脓血相兼，腹痛，里急后重；菌痢，肠炎。

［注意］服用本品时，忌食辛辣、刺激、油腻食物，寒湿下痢者禁用。

（4）参苓白术颗粒

［组成］人参、茯苓、白术、山药、白扁豆、莲子、薏苡仁、砂仁、桔梗、甘草等。

［剂型规格］黄色至灰黄色的粉末。

［用法用量］口服，每次6～9g，每日3次。

［功效］补脾胃，益肺气。

［主治］脾胃虚弱：食少便溏，气短咳嗽，肢倦乏力。

［注意］忌食生冷食物；孕妇不宜服用。

（5）固本益肠片

［组成］党参、黄芪、补骨脂、白术、山药、炮姜、当归、白芍。

［剂型特点］片剂。

［用法用量］口服，每次8片，每日3次。30天为一疗程，连服2～3疗程。

［功效］健脾温肾，涩肠止泻。

［主治］脾肾阳虚所致的泄泻，症见腹痛绵绵，大便清稀或有黏液及黏液血便，食少腹胀，腰酸乏力，形寒肢冷，舌淡苔白，脉虚。

［注意］湿热痢疾、泄泻者忌用。服药期间宜饮食清淡，忌食生冷、油腻食物。

（6）四神丸

［组成］肉豆蔻、补骨脂、五味子、吴茱萸、大枣、生姜。

［用法用量］口服，每次9g，每日1～2次。

［功效］温肾暖脾，涩肠止泻。

［主治］命门火衰，脾肾虚寒：五更泄泻或便溏腹痛，腰酸肢冷。

［使用注意］寒湿、湿热腹泻者忌用。

2. 便秘

是指排便次数的减少，甚至数日一行，常可伴有腹胀、腹痛。

（1）新清宁片

［组成］熟大黄。

［剂型规格］糖衣片，除去糖衣后显棕黑色；味微苦、涩。

［用法用量］口服，一次3～5片，一日3次；用于便秘，临睡前服5片。

［功效］清热解毒，泻火通便。

［主治］用于内结实热所致的喉肿、牙痛、目赤、便秘、发热。

［注意］服药后大便次数增多且不成形者，应酌情减量。发热体温超过38.5℃的患者，应去医院就诊。儿童、孕妇、哺乳期妇女、年老体弱及脾虚便溏者应在医师指导下服用。

（2）麻仁丸

［组成］火麻仁、白芍、苦杏仁、枳实、厚朴、大黄等。

［剂型规格］黄褐色的水蜜丸。

[用法用量] 口服，以温开水送服，水蜜丸每次 6 g，每日 1～2 次。

[功效] 润肠通便。

[主治] 肠燥便秘：大便干结，或兼有腹胀、腹痛、舌红苔黄或黄燥，脉滑数。

[注意] 孕妇忌用；老年性体弱血枯津燥便秘，不宜久服；体虚弱，大病初愈者慎用。

四、虚证

虚证是指由多种原因所致的以脏腑亏损、气血阴阳不足为主要病机的多种慢性衰弱证候的总称，可分别出现五脏气、血、阴、阳亏虚的多种临床症状。

（1）四君子丸

[组成] 党参、白术、茯苓、甘草。

[剂型规格] 棕色的水丸剂。

[用法用量] 口服，每次 3～6 g，每日 3 次，温开水送服。

[功效] 益气健脾。

[主治] 脾胃气虚：面色萎白，语声低微，食少或便溏，四肢无力，舌质淡，脉细缓。

（2）补中益气丸

[组成] 炙黄芪、党参、炙甘草、白术（炒）、当归、升麻、柴胡、陈皮。

[剂型规格] 棕色的水丸。

[用法用量] 口服，每次 6 g，每日 2～3 次。

[功效] 补中益气，升阳举陷。

[主治] 脾胃虚弱，中气不足，或气虚下陷之证：神疲倦怠，食少腹胀，少气懒言，久泻脱肛，子宫脱垂、久痢、崩漏等。

[注意] 忌食生冷。

（3）八珍丸

[组成] 党参、白术、茯苓、甘草、当归、白芍、川芎、熟地黄。

[剂型规格] 棕黑色的水蜜丸。

[用法用量] 口服，每次 6 g，每日 2 次。

[功效] 补气养血。

[主治] 气血两虚：面色萎黄，食欲不振，四肢无力，月经过多。

（4）十全大补丸

[组成] 党参、白术、茯苓、炙甘草、熟地黄、当归、白芍、川芎、肉桂、炙黄芪。

[剂型规格] 棕褐色至黑褐色的水蜜丸。

［用法用量］口服，每次 6 g，每日 2～3 次。

［功效］温补气血。

［主治］气血两虚：面色苍白、体倦乏力、气短心悸、头晕自汗、四肢不温、妇女月经不调。

［注意］外感发热、内有实热者不宜应用；感冒患者暂停使用。

（5）六味地黄丸

［组成］熟地黄、山茱萸、山药、茯苓、丹皮、泽泻。

［剂型规格］棕黑色的水蜜丸。

［用法用量］口服，每次 6 g，每日 2 次。

［功效］滋阴补肾。

［主治］肾阴亏虚：腰膝酸软，头目眩晕，耳鸣耳聋，盗汗遗精，消渴，舌红少苔，脉细数。

［注意］忌辛辣油腻食物；遇急性病症宜暂停。

 技能要求

中成药介绍的流程

操作步骤

步骤 1　迎客。主动迎接顾客：有顾客进药店时，调剂员要第一时间招呼顾客，使用"您好！""您早！""早上好！""晚上好！"等文明用语。

步骤 2　倾听。倾听顾客需求：顾客出现某种不适，需要某种中成药。

步骤 3　询问。调剂员询问：患者是谁？年龄、性别、职业以及具体有哪些不适等。

步骤 4　判断。调剂员对疾病的判断：根据顾客提供的情况，进行中医辨证。

步骤 5　合理荐药。

步骤 6　温馨提示。

感冒咳嗽类中成药介绍

操作准备

了解感冒咳嗽常用中成药功效、主治及剂型。感冒咳嗽常用中成药见表 10—1。

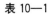

表 10—1　　　　　　　　　　　　感冒咳嗽常用中成药

序号	药品名称	功效	主治	剂型
1	川芎茶调丸	祛风，解表，止痛	感冒风寒，风邪头痛	水丸
2	正柴胡饮颗粒	表散风寒，解热止痛	外感风寒初起：发热恶寒，无汗，头痛，鼻塞，喷嚏，咽痒咳嗽，四肢酸痛	颗粒剂
3	感冒退热颗粒	清热解毒	上呼吸道感染，急性扁桃体炎，咽喉炎	颗粒剂
4	银翘解毒片	辛凉解表，清热解毒	风热感冒：发热头痛，咳嗽，口渴，咽痛，舌尖红，苔薄白，脉浮数	片剂
5	抗病毒颗粒	清热祛湿，凉血解毒	风热感冒、流感，症见：发热，微恶风，有汗，口渴，鼻流浊涕，咽喉肿痛，咳吐黄痰	颗粒剂
6	双黄连颗粒	辛凉解表，清热解毒	外感风热，症见：发热，咳嗽，咽痛	颗粒剂
7	通宣理肺丸	解表散寒，宣肺止咳	感冒咳嗽，症见：发热恶寒、鼻塞流涕、头痛无汗、肢体酸痛	丸剂
8	小青龙合剂	解表化饮，止咳平喘	风寒水饮，症见：咳嗽气喘，痰多色白清稀，伴恶寒发热，无汗，舌苔白滑，脉浮	合剂
9	川贝枇杷膏	清热宣肺，化痰止咳	风热犯肺，内郁化火，症见：痰黄或稠，咯痰不爽，咽喉肿痛，胸闷胀痛，舌苔薄黄，脉浮数	膏剂
10	急支糖浆	清热化痰，宣肺止咳	风热犯肺，痰热壅肺，症见：咳嗽痰黄，发热面赤，胸闷，小便短赤，舌红苔黄	糖浆剂

操作步骤

步骤 1　顾客进药店，调剂员招呼顾客："您好！"

步骤 2　顾客叙述：咳嗽，痰多，胸闷咽痛。欲购中成药。

步骤 3　调剂员进一步了解：患者是顾客本人，年龄 60 岁左右，男性，痰色黄黏稠，伴发热 37.7℃，察舌苔色黄。

步骤 4　调剂员对此进行中医辨证为热痰咳嗽。

步骤 5　调剂员向顾客推荐急支糖浆。

步骤 6　咳嗽期间注意休息，多饮水，适当补充维生素，注意口腔卫生；忌食烟、酒、辛辣、生冷、油腻食物；如服用镇咳药 7 日后仍不缓解，且有胸闷、呼吸困难、痰液呈铁锈色或痰中带血，建议立即去医院诊治。

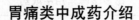

胃痛类中成药介绍

操作准备

了解胃痛常用中成药功效、主治及剂型。胃痛常用中成药见表10—2。

表10—2　　　　　　　　　　　治疗胃痛常用中成药

序号	药品名称	功效	主治	剂型
1	良附丸	温胃理气	寒凝气滞，症见：胃脘冷痛，吐酸，胸腹胀痛	丸剂
2	温胃舒颗粒	温胃止痛	胃脘冷痛，胀气嗳气，纳差畏寒	颗粒剂
3	香砂养胃丸	温中和胃	寒湿阻滞、中气不运，症见：脘腹胀满，不思饮食，呕吐酸水，四肢倦怠	丸剂
4	胃苏颗粒	理气消胀，和胃止痛	胃脘作痛，窜及两肋，嗳气则舒，情绪郁怒则发作加重	颗粒剂
5	气滞胃痛颗粒	疏肝理气，行气止痛	肝气郁结，症见：脘腹胁部胀满、疼痛、恼怒则胀痛加重，纳谷不香，或肠腹泻等	颗粒剂
6	保和片	消食、导滞、和胃	食积停滞，症见：脘腹痞满胀痛，嗳腐吞酸，恶食呃逆，或大便泄泻	片剂
7	养胃舒颗粒	扶正固本，滋阴养胃，调理中焦，行气消导	胃脘灼热胀痛、手足心热、口干、口苦、纳差、消瘦等	颗粒剂

操作步骤

步骤1　顾客进药店，调剂员招呼顾客："您好！"

步骤2　顾客叙述：胃痛，欲购中成药。

步骤3　调剂员进一步了解：患者是顾客本人，年龄20岁左右，男性，脘腹得温则痛减，遇寒则痛增，喜热饮，舌苔薄白。

步骤4　调剂员对此进行中医辨证为寒邪客胃。

步骤5　调剂员向顾客推荐良附丸和温胃舒颗粒供顾客选择。

步骤6　温馨提示——平时注意合理的作息，适度的劳逸结合，良好的饮食习惯，少吃或不吃油炸、辛辣或酸性的食品，定时进餐，不大量饮酒和吸烟，禁用对胃有刺激的药物，避免精神紧张；如出现有规律的上腹部疼痛或严重烧灼感、大便呈黑色或柏油状或呕吐物呈咖啡色，应及时就医。

腹泻便秘常用中成药介绍

操作准备

了解腹泻便秘常用中成药功效、主治及剂型。腹泻便秘常用中成药见表10—3。

表 10—3 腹泻便秘常用中成药

序号	药品名称	功效	主治	剂型
1	藿香正气片	解表祛暑，化湿和中	外感风寒，内伤湿滞，夏伤暑湿，症见：发热恶寒、头痛昏重、胸膈满闷、脘腹胀痛、呕吐泄泻；胃肠型感冒；舌苔白腻	片剂
2	葛根芩连片	解肌清热，止泻止痢	湿热泄泻，症见：腹痛、泄泻、下利臭秽，身热烦渴	片剂
3	香连丸	清热燥湿，行气止痛	湿热痢疾，症见：脓血相兼，腹痛，里急后重；菌痢，肠炎	丸剂
4	参苓白术颗粒	补脾胃，益肺气	脾胃虚弱，症见：食少便溏，气短咳嗽，肢倦乏力	颗粒剂
5	固本益肠片	健脾温肾，涩肠止泻	脾肾阳虚所致的泄泻，症见腹痛绵绵，大便清稀或有黏液及黏液血便，食少腹胀，腰酸乏力，形寒肢冷，舌淡苔白，脉虚	片剂
6	四神丸	温肾暖脾，涩肠止泻	命门火衰，脾肾虚寒，症见：五更泄泻或便溏腹痛，腰酸肢冷	丸剂
7	新清宁片	清热解毒，泻火通便	内结实热所致的喉肿、牙痛、目赤、便秘、发热。	片剂
8	麻仁丸	润肠通便	肠燥便秘，症见：大便干结，或兼有腹胀，腹痛，舌红苔黄或黄燥，脉滑数	丸剂

操作步骤

步骤1　顾客进药店，调剂员招呼顾客："您好！"

步骤2　顾客叙述：腹泻，欲购中成药。

步骤3　调剂员进一步了解：患者是顾客本人，年龄35岁左右，女性，腹泻清稀，甚至如水样，腹痛肠鸣，脘闷食少，同时伴有恶寒发热，鼻塞头痛，肢体酸痛，苔薄白或白腻。

步骤4　调剂员对此进行中医辨证为寒湿腹泻。

步骤5　调剂员向顾客推荐藿香正气丸。

步骤6　温馨提示——平时注意合理的作息，适度的劳逸结合，良好的饮食习惯，少吃或不吃油炸、辛辣或生冷的食品，以清淡为宜；适当多饮水，补充体液；避免潮湿寒凉；避免精神紧张；如腹泻症状持续 2 日，且体温为 39℃左右，大便中有黏液或脓血，应及时就医。

虚证类常用中成药介绍

操作准备

了解虚证类常用中成药功效、主治及剂型。虚证类常用中成药见表 10—4。

表 10—4 虚证类常用中成药

序号	药品名称	功效	主治	剂型
1	四君子丸	益气健脾	脾胃气虚，症见：面色萎白，语声低微，食少或便溏，四肢无力，舌质淡，脉细缓	丸剂
2	补中益气丸	补中益气升阳举陷	脾胃虚弱，中气不足，或气虚下陷，症见：神疲倦怠，食少腹胀，少气懒言，久泻脱肛，子宫脱垂，久痢，崩漏等	丸剂
3	八珍丸	补气养血	气血两虚，症见：面色萎黄，食欲不振，四肢无力，月经过多	丸剂
4	十全大补丸	温补气血	气血两虚，症见：面色苍白，体倦乏力，气短心悸，头晕自汗，四肢不温，妇女月经不调	丸剂
5	六味地黄丸	滋阴补肾	肾阴亏虚，症见：腰膝酸软，头目眩晕，耳鸣耳聋，盗汗遗精，消渴，舌红少苔，脉细数	丸剂

操作步骤

步骤 1　顾客进药店，营业员招呼顾客："您好！"

步骤 2　顾客叙述：乏力、气短，欲购中成药。

步骤 3　营业员进一步了解：患者是顾客本人，年龄 35 岁左右，女性，感觉倦怠乏力，食欲不振，少气懒言，头晕眼花，心悸心慌，观其面色萎黄，嘴唇及指甲苍白，舌淡。

步骤 4　营业员对此进行中医辨证为气血两虚证。

步骤 5　营业员向顾客推荐八珍丸和十全大补丸。

步骤 6　温馨提示——平时注意合理的作息，适度的劳逸结合，良好的饮食习惯，避免精神紧张。

学习单元 2　其他科用药

学习目标

➤能介绍外科、骨伤科、儿科、皮肤科、五官科的用药。

➤能熟练介绍妇科用药。

知识要求

一、外科用药

1. 烧伤喷雾剂

〔组成〕黄连、黄檗、大黄、地榆、白芷、紫草、榆树皮、酸枣皮、红花、细辛、冰片等。

〔剂型规格〕喷雾剂。

〔用法用量〕外用，将雾状药液喷在创面，每2～3小时喷1次。

〔功效〕清热解毒，消肿止痛。

〔主治〕水火热毒，灼伤体肤之水火烫伤；外伤所致瘀血阻滞之跌扑闪挫；热毒壅聚之痈肿疔疮。

〔注意〕使用本品时，严禁抹油、膏、紫药水等。

2. 京万红软膏

〔组成〕冰片、琥珀、炉甘石、牛黄、硼砂、麝香、珍珠、普拉睾酮。

〔剂型规格〕软膏。

〔用法用量〕外用，涂擦患处。

〔功效〕清热燥湿，活血消肿，去腐生肌。

〔主治〕湿热瘀阻所致的痔疮、肛裂，症见大便出血，或疼痛、有下坠感；也用于肛周湿疹。

〔注意〕本品为外用药，禁止内服；用毕洗手，切勿接触眼睛、口腔等黏膜处；忌烟酒及辛辣、油腻、刺激性食物；保持大便通畅。

二、骨伤科用药、儿科用药和皮肤科用药

1. 三七片

[组成] 三七。

[剂型规格] 片剂。

[用法用量] 口服，每次 2～6 片，每日 3 次。

[功效] 散瘀止血，消肿定痛。

[主治] 外伤出血、跌打损伤、瘀肿疼痛、吐血、衄血、便血、产后血晕、瘀血腹痛。

[注意] 经期、孕妇忌服；忌食生冷食物。

2. 儿康宁糖浆

[组成] 党参、黄芪、白术、茯苓、山药、薏苡仁、麦冬、制何首乌、大枣、焦山楂、炒麦芽、桑枝。辅料为蔗糖、炼蜜。

[剂型规格] 糖浆剂。

[用法用量] 口服，一次 10 mL，一日 3 次。

[功效] 益气健脾，和中开胃。

[主治] 儿童身体瘦弱，消化不良，食欲不佳。

[注意] 忌生冷油腻及不易消化食物；婴幼儿及糖尿病患儿应在医师指导下服用；感冒时不宜服用；食积化热者不适用；长期厌食、体弱消瘦者及腹胀重、腹泻次数增多者应去医院就诊；服药 7 天症状无缓解，应去医院就诊。

3. 当归苦参丸

[组成] 当归、苦参。

[剂型规格] 黑色大蜜丸。

[用法用量] 口服，每次 1 丸，每日 2 次。

[功效] 凉血、祛湿。

[主治] 湿热瘀滞：面部粉刺、红肿疼痛，或有瘢痕，面部痤疮、毛囊炎等。

[注意] 忌烟酒；保持面部清洁。

三、妇科用药

1. 逍遥丸

[组成] 柴胡、当归、白芍、白术、茯苓、甘草、薄荷、生姜等。

[剂型规格] 黄棕色至棕色的水丸。

［用法用量］口服，每次 6～9 g，每日 1～2 次。

［功效］疏肝健脾，养血调经。

［主治］肝气不舒：两胁作痛，头晕目眩，神疲食少，月经不调，乳房作胀，脉弦而虚。

2. 益母草膏

［组成］益母草。

［剂型规格］棕黑色稠厚的半流体。

［用法用量］口服，每次 10 g，每日 1～2 次。

［功效］活血调经。

［主治］月经不调，经行腹痛，产后瘀血不净。

［注意］孕妇禁用；崩漏经多、无瘀滞者不宜用；糖尿病患者禁用。

3. 乌鸡白凤丸

［组成］白毛乌鸡、人参、香附、鹿角胶、鳖甲、山药、白芍、熟地、天冬、黄芪、芡实、当归、丹参、牡蛎、银柴胡、川芎、鹿角霜、桑螵蛸、生地、甘草。

［剂型规格］黑褐色至黑色的水蜜丸。

［用法用量］口服，每次 6 g，每日 2 次。

［功效］益气养血，调经止带。

［主治］气血两虚：身体瘦弱、腰膝酸软、月经不调、崩漏带下。

［注意］孕妇忌用。

四、五官科用药

1. 杞菊地黄丸

［组成］熟地、山茱萸、山药、泽泻、丹皮、茯苓、枸杞子、菊花。

［剂型规格］棕黑色的水蜜丸。

［用法用量］口服，每次 6 g，每日 2 次。

［功效］滋肾养肝。

［主治］肝肾不足：眩晕耳鸣、羞明畏光、视物昏花、迎风流泪等。

2. 银黄片

［组成］金银花提取物、黄芩素。

［剂型规格］片剂。

［用法用量］口服，每次 2 片，每日 3～4 次。

［功效］清热、解毒、消炎。

［主治］上呼吸道感染，急性扁桃体炎，咽炎。

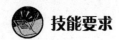 **技能要求**

其他科疾病常用中成药介绍

操作准备

了解其他科疾病常用中成药功效、主治及剂型。其他科疾病常用中成药见表10—5。

表 10—5 其他科疾病常用中成药

序号	科属	药品名称	剂型	用法	功效	主治
1	外科	烧伤喷雾剂	喷雾剂	外用	清热解毒，消肿止痛	烫伤
2	外科	京万红软膏	软膏	外用	清热燥湿，活血消肿，去腐生肌	湿热瘀阻所致的痔疮、肛裂
3	伤科	三七片	片剂	内服	散瘀止血，消肿定痛	外伤出血、跌打损伤、瘀肿疼痛
4	妇科	逍遥丸	丸剂	内服	疏肝健脾，养血调经	月经不调，胁肋、乳房胀痛
5	妇科	益母草膏	膏剂	内服	活血调经	月经不调，经行腹痛，产后瘀血不净
6	妇科	乌鸡白凤丸	丸剂	内服	益气养血，调经止带	月经不调，身体瘦弱、腰膝酸软，面色苍白
7	儿科	儿康宁糖浆	糖浆剂	内服	益气健脾，和中开胃	儿童身体瘦弱，消化不良，食欲不佳
8	皮肤科	当归苦参丸	丸剂	内服	活血化瘀，清热除湿	湿热瘀滞：面部粉刺
9	五官科	杞菊地黄丸	丸剂	内服	滋肾养肝	肝肾不足：眩晕耳鸣、羞明畏光
10	五官科	银黄片	片剂	内服	清热、解毒、消炎	上呼吸道感染，急性扁桃体炎，咽炎

操作步骤

步骤1　顾客进药店，调剂员招呼顾客："您好！"

步骤2　顾客叙述：月经不调，欲购中成药。

步骤3　调剂员进一步了解：患者是顾客本人，年龄20岁左右，女性，经期延后，量少，色淡，伴头晕眼花，心悸心慌，观其面色萎黄，嘴唇及指甲苍白，舌淡

步骤4　调剂员对此进行中医辨证为气血不足。

步骤5　调剂员向顾客推荐可选用的非处方中成药。

步骤6　温馨提示：注意保持心情舒畅，注意保暖。

第2节　中成药销售

 知识要求

➤了解中成药销售的一般流程

➤了解日常经营过程中需填写的台账

➤会收款、发药

➤能填写日常经营台账

一、中成药销售一般流程

1. 接待

当购药者走近柜台时，要适时适机主动招呼："您好，欢迎光临！"态度要和蔼，语言要亲切，举止要大方。

2. 介绍药品

以药品说明书收载内容为依据，向购药者介绍药品的功能主治、用法用量、注意事项、价格及是否可医保报销等。

3. 开票与验票

购药者选好药品后，快速、准确地按药品名称、规格、单价及数量等项目开具购药小票（一般一式三联）并交购药者去收款台交款。购药者交款后，在确认购药小票已收款盖章后即可付药。

4. 收款

验明购药小票和钞票，唱收唱付，并在购药小票上盖收讫章。

5. 付药与道别

确认购药小票已收款盖章后付药，付药时要唱收唱付，提请购药者当面核对所购药品的品种和数量，在确认无误后，再装袋或捆扎以方便购药者携带，最后要双手将药品和票据递交给购药者，作简要交代后亲切道别"请拿好！""请走好！"或用举手示意、点头微笑等形体语言代替。

二、日常经营台账

中成药日常经营台账是记录药品经营业务发生、执行和完成情况的原始凭证，也是经营单位或柜组明确经济责任的书面依据。一般包括合理用药指导记录表（见表10—6）、处方药销售情况记录（见表10—7）、药品定期养护有效期（使用期）月度检查表（见表10—8）、近效期商品催销表（见表10—9）、月度养护差异情况分析表（见表10—10）等。

表10—6　　　　　　　　　　　合理用药指导记录表

日期		年龄		联系方式				其他建议及注意事项
姓名		性别		推荐用药	药名	规格	用法用量	
患者情况								
								药师签名_____

表10—7　　　　　　　　　　　处方药销售情况记录表

购买时间	处方通用名称	规格	生产单位	批号	数量	处方来源	医师姓名	病员姓名	性别	联系地址	联系电话	审方员	调配员
5月6日	联邦止咳露	120 ml	深圳市制药厂	030402	1瓶	中山医院	张三	李四	男	枫林路12号	63280000	王五	赵六

表10—8　　　　　　药品定期养护有效期（使用期）月度检查表

检查月份			5月			6月			7月		
品名	规格	生产厂家	批号	有效期	质量情况	批号	有效期	质量情况	批号	有效期	质量情况
伤湿止痛膏	8×13×5	贵州神奇制药	20010505	20030430	合格	20010505	20030430	合格	20010505	20030430	合格

表10—9　　　　　　　　　　　近效期商品催销表

序号	品名与规格	生产企业	生产批号	单位	数量	有效期使用期	促销措施	处理结果

表 10—10   月度养护差异情况分析表

填写日期	养护日期	商品代码	电脑库存				实物库存			差异原因	预防及整改措施
			品名	规格	批号	数量	规格	批号	数量		

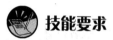 **技能要求**

收　款

操作准备

材料准备：收款机、购药小票、收讫章、零钱。

操作步骤

情景模拟：顾客进药店，调剂员招呼顾客："您好！"顾客自行选择××颗粒×盒。调剂员按药品名称、规格、单价及数量等项目开具购药小票（一般一式三联）并交购药者。顾客去收款台付款。

步骤1　收款员根据购药小票向顾客确认：您需要的是××颗粒，×盒，价格××.××元。

步骤2　顾客确认。

步骤3　收款员向顾客收款，同时唱票：请付款，收您××元。

步骤4　在购药小票上盖收讫章。同时唱票：找零××.××元，请拿好。同时双手递上找零和购药小票。

注意事项

（1）态度和蔼，站立服务，双手接票、送票。

（2）随接随唱，口齿清晰，声音亲切，找零迅速准确。

发　药

操作准备

材料准备：购药小票、中成药。

操作步骤

情景模拟：顾客进药店，调剂员招呼顾客："您好！"；顾客自行选择××颗粒×盒。调剂员按药品名称、规格、单价及数量等项目开具购药小票（一般一式三联）并交购药者。顾客去收款台付款，盖收讫章。

步骤1　调剂员根据购药小票向顾客确认：您需要的是××颗粒×盒。顾客确认。

步骤2　调剂员将药品装袋或捆扎后，双手将药品和票据递交给顾客，作简要交代"您的药请饭后服用"或"您的药是外用药，请注意和内服药分开"等。

步骤3　向顾客亲切道别"请拿好！""请走好！"或用举手示意、点头微笑等形体语言代替。

注意事项

（1）态度和蔼，站立服务，双手接票、递货。

（2）随接随唱，口齿清晰，声音亲切，递药迅速准确。

（3）顾客购买商品后按规定给予包装，包装要求牢固、美观，递药时轻取轻放，双手递药，按规定开具发票。

（4）道别时不说"再见""欢迎下次光临"等。

填写日常经营台账

操作准备

材料准备：非处方药、合理用药指导记录表。

操作步骤

以药品说明书收载内容为依据，向购药者介绍药品的功能主治、用法用量、注意事项、价格及是否可医保报销等。顾客确认购买后即填写合理用药指导记录表。

步骤1　顾客进药店，调剂员招呼顾客："您有什么需要帮助的？"

步骤 2　顾客叙述：咽喉疼痛，想购买中成药。

步骤 3　营业员进一步了解：患者是顾客本人，年龄 35 岁左右，女性。

步骤 4　营业员对此进行中医辨证为热盛。

步骤 5　营业员向顾客推荐可选用的非处方中成药银黄片。介绍银黄片的功效为清热、解毒、消炎，适用于热盛引起的咽喉肿痛，使用时应注意忌食辛辣刺激、油腻食物。

步骤 6　顾客决定购买银黄片，付款，取药。

步骤 7　填写合理用药指导记录表（见表 10—11）。

表 10—11　　　　　　　　　　　合理用药指导记录表

日期	2014.3.20	年龄	35 岁	联系方式	189×××× ××××	沈家弄 路 20 号	其他建议及 注意事项
姓名	赵××	性别	女	推荐用药	药名	规格	用法用量	忌食辛辣刺激、油腻食物
患者情况	咽喉疼痛				银黄片	片剂， 24 片/盒	口服，每次 2～ 3 片，每日 3 次	
								药师签名　张××

注意事项：

（1）按时填写，不延误。

（2）各项内容真实准确，实事求是不造假。

（3）字迹清楚，书写规范。

（4）计算正确，复核认真。

复习思考题

1. 对感冒、咳嗽进行辨证，并介绍适合的中成药。

2. 对胃痛、腹泻、便秘进行辨证，并介绍适合的中成药。

3. 对虚证进行辨证，并介绍适合的中成药。

4. 对妇科病月经不调进行辨证，并介绍适合的中成药。

5. 简述中成药销售的一般流程。

理论知识考试模拟试卷

一、判断题（第1题～第40题。将判断结果填入括号中。正确的填"√"，错误的填"×"。每题1分，满分40分。）

1. 丹参与玄参均来源于唇形科。　　　　　　　　　　　　　　　　　　（　　）

2. 黄芩来源于小檗科。　　　　　　　　　　　　　　　　　　　　　　（　　）

3. 性状鉴定就是通过眼看、手摸、鼻嗅、口尝、水试、火试等简便方法来鉴别药材的真伪优劣。　　　　　　　　　　　　　　　　　　　　　　　　　（　　）

4. 基原鉴定法又有经验鉴定法之称。　　　　　　　　　　　　　　　　（　　）

5. 肉桂与桂枝均为皮类药材。　　　　　　　　　　　　　　　　　　　（　　）

6. 肉桂、桂枝与桂皮均来源于樟科植物肉桂。　　　　　　　　　　　　（　　）

7. 甘草主产于甘肃、内蒙古、青海。　　　　　　　　　　　　　　　　（　　）

8. 辛味药多具发散行气作用。　　　　　　　　　　　　　　　　　　　（　　）

9. 甘味药多具补益、和中缓急的作用。　　　　　　　　　　　　　　　（　　）

10. 可治外感风热表证的药物，性味多为辛凉。　　　　　　　　　　　（　　）

11. 可治寒凝气滞血瘀证的药物，性味多为辛凉。　　　　　　　　　　（　　）

12. 气虚下陷的久泻脱肛，多选用作用趋向沉降的药物治疗。　　　　　（　　）

13. 麻疹透发不畅，多选用作用趋向升浮的药物治疗。　　　　　　　　（　　）

14. 紫苏的叶呈绿色或黄绿色。　　　　　　　　　　　　　　　　　　（　　）

15. 狗脊去毛一般采用燎去毛法。　　　　　　　　　　　　　　　　　（　　）

16. 黄檗宜切成段。　　　　　　　　　　　　　　　　　　　　　　　（　　）

17. 极薄片的厚度一般在0.5 mm以下。　　　　　　　　　　　　　　　（　　）

18. "浙八味"药材是指牛膝、麦冬、延胡索、白芍、温郁金、玄参、浙贝母和甘草。　　　　　　　　　　　　　　　　　　　　　　　　　　　　　　（　　）

19. 栀子外表面具6条纵棱，顶端有宿存萼片，基部稍尖，果皮薄而脆。（　　）

20. 积雪草开紫色五瓣花，结蒴果，裂为3瓣，内含黄色圆形种子。　（　　）

21. 处方写"炒陈皮"应配麸炒。　　　　　　　　　　　　　　　　　（　　）

22. 药格斗存放药品的规律是将药名近似药物放置于同一格斗中。　　（　　）

23. 大黄、番泻叶入汤剂时应先煎。　　　　　　　　　　　　　　　　（　　）

24. 枇杷叶入汤剂应包煎。 （　　）

25. 大黄又称云纹。 （　　）

26. 忍冬花又称款冬花。 （　　）

27. 处方写"炙甘草"应配蜜炙。 （　　）

28. 称取药物时要称准分匀，分帖量误差率为±5％。 （　　）

29. 桂圆肉的正名是龙眼肉。 （　　）

30. 处方写"炙麻黄"应配麸炒。 （　　）

31. 巴豆、赤豆均属于毒性中药。 （　　）

32. 代赭石入汤剂应先煎。 （　　）

33. 凡是具有向下的、晦暗的等属性都属于阳。 （　　）

34. 多潘立酮不可以用于治疗周岁以内婴儿的消化不良。 （　　）

35. 属于阳的事物一般具有兴奋、温热的特性。 （　　）

36. 布洛芬与阿司匹林同为解热镇痛药，合并使用可增强疗效。 （　　）

37. 消化道溃疡病人应慎用布洛芬。 （　　）

38. 工龄15年以上的老药工可以以手代秤调配中药处方。 （　　）

39. 对有配伍禁忌或超剂量的处方，应当经店经理签字同意后调配。 （　　）

40. 非处方药可不凭医师处方销售，执业药师应对购买者进行指导。 （　　）

二、单项选择题（第1题～第60题。选择一个正确的答案，将相应的字母填入题内的括号中。每题1分，满分60分）

1. 中药鉴定的方法包括基原鉴定、性状鉴定、理化鉴定和（　　）。

  A. 灰分鉴定   B. 水分鉴定   C. 重金属含量鉴定   D. 显微鉴定

2. 具有迅速、简便易行特点的中药鉴定方法是（　　）。

  A. 基原鉴定   B. 性状鉴定   C. 显微鉴定   D. 理化鉴定

3. "四大怀药"是指菊花、牛膝、地黄和（　　）。

  A. 天麻   B. 延胡索   C. 白芍   D. 山药

4. 肉桂与桂枝均来源于（　　）科植物。

  A. 伞形   B. 木兰   C. 樟   D. 芸香

5. 桂枝的入药部位是（　　）。

  A. 树皮   B. 根皮   C. 枝条   D. 嫩的枝条

6. 具有补益作用的药物多（　　）。

  A. 辛味   B. 甘味   C. 苦味   D. 酸味

7. 具有收敛固涩作用的药物多（　　）。

A. 辛味　　　　　　B. 甘味　　　　　　C. 苦味　　　　　　D. 酸味

8. 能减轻或消除热证的药物，其药性一般属于（　　　）。

　　A. 寒热　　　　　　B. 寒凉　　　　　　C. 温凉　　　　　　D. 温热

9. 能减轻或消除寒证的药物，其药性一般属于（　　　）。

　　A. 温凉　　　　　　B. 寒热　　　　　　C. 寒凉　　　　　　D. 温热

10. 升降浮沉是指药物的（　　　）。

　　A. 作用趋向性　　　　　　　　　　　　B. 作用部位的选择性

　　C. 药物有无毒副作用　　　　　　　　　D. 药物有无补泻作用

11. 根及根茎类药材一般在（　　　）采收。

　　A. 春末夏初　　　　　　　　　　　　　B. 开花前或果实未成熟前

　　C. 植株充分生长，茎叶茂盛时　　　　　D. 秋冬季

12. 酸枣仁入药，为得纯净种仁，宜（　　　）。

　　A. 挑选　　　　　　B. 筛选　　　　　　C. 风选　　　　　　D. 水选

13. 马钱子去毛宜采用（　　　）的加工方法。

　　A. 刷去毛　　　　　B. 烫去毛　　　　　C. 燎去毛　　　　　D. 挖去毛

14. 药材取样时，平均供试品的量一般不得少于实验所需量的（　　　）。

　　A. 2 倍　　　　　　B. 3 倍　　　　　　C. 4 倍　　　　　　D. 5 倍

15. 丹参来源于（　　　）植物。

　　A. 唇形科　　　　　B. 豆科　　　　　　C. 樟科　　　　　　D. 伞形科

16. 防己的切面特征是（　　　）。

　　A. 车轮纹　　　　　B. 蜘蛛网纹　　　　C. 菊花纹　　　　　D. 齿轮纹

17. 中药饮片厚度控制在 0.5 mm 以下的称为（　　　）。

　　A. 薄片　　　　　　B. 厚片　　　　　　C. 极薄片　　　　　D. 中片

18. 切面淡棕红色至棕红色，近边缘有一圈黄白色筋脉小点的中药是（　　　）。

　　A. 大黄　　　　　　B. 赤芍　　　　　　C. 狗脊　　　　　　D. 拳参

19. 边缘多有明显的凹陷与缺刻，形似蝴蝶，习称"蝴蝶片"的是（　　　）。

　　A. 苍术　　　　　　B. 川芎　　　　　　C. 白术　　　　　　D. 天麻

20. 药用部位为果实的是（　　　）。

　　A. 火麻仁　　　　　B. 薏苡仁　　　　　C. 郁李仁　　　　　D. 苦杏仁

21. 茵陈药名前附加"绵"字是属于（　　　）附加术语。

　　A. 产地类　　　　　B. 炮制类　　　　　C. 修治类　　　　　D. 产时类

22. 处方写"知柏"即表示知母和（　　　）两种药物。

A. 黄檗   B. 侧柏叶   C. 卷柏   D. 柏子仁

23. 橘皮的正名是（   ）。

     A. 青皮   B. 瓜蒌皮   C. 陈皮   D. 大腹皮

24. 山茱萸又称（   ）。

     A. 山萸肉   B. 吴茱萸   C. 红枣   D. 黑枣

25. 处方写"二冬"即表示天冬和（   ）两种药物。

     A. 冬术   B. 麦冬   C. 冬瓜子   D. 冬葵子

26. 金银花又称（   ）。

     A. 忍冬花   B. 款冬花   C. 金莲花   D. 金雀花

27. 九孔子的正名是（   ）。

     A. 树果   B. 路路通   C. 草果   D. 肉果

28. 下列药名前标明产地的药物是（   ）。

     A. 绵茵陈   B. 冬桑叶   C. 甘杞子   D. 净连翘

29. 处方药名合写原则是将疗效基本相似或起（   ）的药物合写在一起。

     A. 相反作用   B. 反佐作用   C. 拮抗作用   D. 协同作用

30. 大力子即是（   ）。

     A. 女贞子   B. 五味子   C. 车前子   D. 牛蒡子

31. 川楝子又称（   ）。

     A. 金樱子   B. 千金子   C. 金铃子   D. 金钩子

32. 黑芝麻又称（   ）。

     A. 小胡麻   B. 大胡麻   C. 三角胡麻   D. 胡麻

33. 处方写"炒陈皮"应配（   ）。

     A. 清炒   B. 麸炒   C. 盐水炒   D. 酒炒

34. 下列品名应配麸炒的是（   ）。

     A. 炙麻黄   B. 炙白芍   C. 炙黄芪   D. 炙甘草

35. 配方时应捣碎的药物是（   ）。

     A. 女贞子   B. 车前子   C. 瓜蒌仁   D. 枸杞子

36. 处方写"枳壳"应配（   ）。

     A. 清炒   B. 盐水炒   C. 麸炒   D. 酒炒

37. 处方写"炙白芍"应配（   ）。

     A. 清炒   B. 麸炒   C. 盐水炒   D. 酒炒

38. 郁李仁入汤剂应（   ）。

A. 包煎   B. 先煎   C. 后下   D. 捣碎

39. 处方写"炙木香"应配（   ）。

A. 清炒   B. 麸炒   C. 盐水炒   D. 酒炒

40. 下列药物配方时需捣碎的是（   ）。

A. 西砂仁   B. 女贞子   C. 车前子   D. 枸杞子

41. 处方写"炙甘草"应配（   ）。

A. 清炙   B. 蜜炙   C. 酒炙   D. 醋炙

42. 下列品名应配麸炒的是（   ）。

A. 炙麻黄   B. 炙白术   C. 炙黄芪   D. 炙甘草

43. 配方中有时需将（   ）捣碎。

A. 橘核   B. 女贞子   C. 车前子   D. 枸杞子

44. 处方写杭白芍是属于（   ）类药名附加术语。

A. 炮制   B. 修治   C. 产时   D. 产地

45. 下列品名应配麸炒的是（   ）。

A. 炙麻黄   B. 炙木香   C. 炙黄芪   D. 炙甘草

46. 处方写"炙白术"应配（   ）。

A. 清炒   B. 麸炒   C. 盐水炒   D. 酒炒

47. 阴阳是对自然界（   ）相互关联的某些对立双方的概括。

A. 事物的现象和本质   B. 事物和现象

C. 事物的物质性和自然属性   D. 事物的基本规律

48. 阴阳的属性是（   ）、无限可分的、可相互转化的，阴阳之中还有阴阳。

A. 绝对的   B. 静止的   C. 相对的   D. 固定的

49. 调整阴阳是中医治疗的准则，所以有（   ）的说法。

A. 辨证论治   B. 审因论治   C. 寒者热之   D. 标本兼顾

50. "热者寒之"是根据（   ）而设立的。

A. 调理气血   B. 调整阴阳   C. 协调脏腑   D. 疏通经络

51. "虚者补之"是根据（   ）而设立的。

A. 调整阴阳   B. 协调脏腑   C. 调理气血   D. 疏通经络

52. "有余者泻之"是根据（   ）而设立的。

A. 疏通经络   B. 协调脏腑   C. 调理气血   D. 调整阴阳

53. "实者泻之"是根据（   ）而设立的。

A. 调整阴阳   B. 协调脏腑   C. 调理气血   D. 疏通经络

54. 多潘立酮可用于治疗（　　）引起的消化不良。

　　A. 消化酶分泌不足　B. 胃酸分泌不足　　　C. 胃肠排空延缓　　　D. 肠内异常发酵

55. 多潘立酮不可以用于治疗（　　）的消化不良。

　　A. 幼儿　　　　　　　　　　　　　B. 成人

　　C. 周岁以内幼儿　　　　　　　　　D. 7 周岁以下儿童

56. 下列属于阴的脏是（　　）。

　　A. 心　　　　　　　B. 肺　　　　　　　C. 肾　　　　　　　D. 胃

57. 有下列情形之一的（　　）药品，按假药论处。

　　A. 变质的　　　　　　　　　　　　B. 超过有效期的

　　C. 更改生产批号的　　　　　　　　D. 其他不符合药品标准规定的

58. 有下列情形之一的（　　）以劣药论处。

　　A. 变质的药品　　　　　　　　　　B. 被污染的药品

　　C. 国家规定禁止使用的药品　　　　D. 超过有效期的药品

59. 药品标签或说明书上必须注明用法、用量和（　　）等内容。

　　A. 产地　　　　　　B. 剂型　　　　　　C. 禁忌　　　　　　D. 价格

60. 外用药品和非处方药的标签上必须印有规定的（　　）。

　　A. 标志　　　　　　B. 颜色　　　　　　C. 图案　　　　　　D. 文字

理论知识试卷答案

一、判断题（第1题～第40题。将判断结果填入括号中。正确的填"√"，错误的填"×"。每题1分，满分40分）

1. ×　　2. ×　　3. √　　4. ×　　5. ×　　6. √　　7. ×　　8. √　　9. √

10. √　11. ×　12. ×　13. √　14. ×　15. ×　16. ×　17. √　18. ×

19. √　20. ×　21. √　22. √　23. ×　24. √　25. ×　26. ×　27. √

28. ×　29. √　30. ×　31. ×　32. √　33. ×　34. √　35. √　36. ×

37. √　38. ×　39. ×　40. √

二、单项选择题（第1题～第60题。选择一个正确的答案，将相应的字母填入题内的括号中。每题1分，满分60分）

1. D　　2. B　　3. D　　4. C　　5. D　　6. B　　7. D　　8. B　　9. D

10. A　11. D　12. D　13. B　14. B　15. A　16. A　17. C　18. D

19. B　20. A　21. D　22. A　23. C　24. A　25. B　26. A　27. B

28. C　29. D　30. D　31. C　32. D　33. B　34. B　35. C　36. C

37. B　38. D　39. B　40. A　41. B　42. B　43. A　44. D　45. B

46. B　47. B　48. C　49. C　50. B　51. A　52. D　53. A　54. C

55. C　56. C　57. A　58. D　59. C　60. A

技能考核模拟试卷

一、识别中药饮片操作

考试时间：10 min。

配分：40分。

考试要求：考生辨认盛药盘内的20味（4组）中药饮片，按药物编号写出所辨认的药物名称。药名按《上海市中药饮片炮制规范》写正名正字。

组别	药物编号	中药名称	药物编号	中药名称	药物编号	中药名称	药物编号	中药名称	药物编号	中药名称
一组	1		2		3		4		5	
二组	6		7		8		9		10	
三组	11		12		13		14		15	
四组	16		17		18		19		20	

二、中药配方操作

考试时间：30 min。

配分：50分。

1. 考试内容

对模拟处方进行调配操作。

2. 考试要求

在30 min时间内，按配方常规要求独立完成模拟处方的调配操作。每帖质量为100 g，3贴总质量为300 g，少配、多配或错配一味药都为0分。

配方例题：

处方

| 麻黄 5 | 苦杏仁 10 | 石膏 30 | 甘草 5 | 黄芩 10 | 桔梗 10 |
| 枳壳 5 | 山栀 5 | 五味子 5 | 远志 10 | 薄荷 5 | |

×3贴

三、中药煎药机操作

考试时间：10 min。

配分：50 分。

1. 考试内容

操作中药煎药机进行煎药模拟操作。

2. 考试要求

按中药煎药机操作步骤进行操作，一般程序出错扣分，关键程序错误，涉及安全问题的不得分。

四、其他操作项目

1. 包小纸包

考试时间：5 min。

配分：10 分。

（1）考试内容。按要求对"先煎""后下""包煎"的中药饮片各包一个小纸包。

（2）考试要求。三个纸包大小一致，纸包挺括、平整紧实；四只棱角清楚，棱角线挺直；不散包、不松包，包内药物不外漏。

2. 饮片包包

考试时间：5 min。

配分：10 分。

（1）考试内容。按要求对 3 贴配方好的中药饮片进行包包。

（2）考试要求。熟练快速，整齐美观，不能散包、破包、漏包。三个药包大小一致。

3. 药包捆扎

考试时间：5 min。

配分：10 分。

（1）考试内容。按要求对 5 贴配方好的中药饮片药包进行双排重叠捆扎。

（2）考试要求。药包包装整齐美观，牢固，熟练，快速。捆扎应压紧，捆扎十字节牢固，不松散，挽扣恰当。

4. 抛翻药斗

考试时间：5 min。

配分：10 分。

（1）考试内容。按操作要求抛翻 3 次，抛净二格药斗的前格内的中药饮片。

（2）考试要求。抛翻时动作轻松、迅速、利落。经 3 次抛翻后，前格内饮片须抛净，后格内饮片无外溢。

注："识别中药饮片"为必考项目，"中药配方"和"中药煎药机操作"两项抽考一项，"其他操作项目"中，四项抽考一项。